生命倫理と環境倫理

—生物学からのアプローチ

垂水雄二

八坂書房

はじめに

この本には、ふつうの生命倫理学の本とちがう特徴が二つあります。一つは、扱っている問題の範囲が狭義の生命倫理学の枠を逸脱して、環境倫理的な側面に深く入り込んでいることです。もともと生命倫理という言葉をつくったレンセラ・ポッターは、生命を人間に限らず、生物界全体のものとして捉え、この言葉を、「生き残りのための科学」つまりは環境保護の倫理という意味合いで使ったのです。したがって、その後の生命倫理が、人間にのみかかわる医療倫理を中心に展開してきたことに、私は少なからぬ不満を感じていました。現在の人類の生き方に環境問題は大きな影響を与えているので、そのことを抜きにして、生命倫理を語ることはできないはずです。また、狭義の生命倫理が扱う臓器移植、生殖医療、安楽死といった問題はすべて、二〇世紀後半からの技術文明の産物なので、文明史という文脈の中でとらえないかぎり、やはり正確に本質を捉えることができません。

そこで、この本では、生命倫理を人類の歴史的な発展のなかに位置づけ、病気の歴史や技術の歴史にも目を配りながら、人類の生存環境をめぐる倫理的なあり方を問うことにしました。こうした方針は、私のひとりよがりではなく、近年提唱されている「メタバイオエシックス」という動向にも呼応するものだと考えています。メタバイオエシックスの狙いが、生命倫理を文明論、歴史、メタ科学、経済批判などの視点から再構築するところにあるとすれば、本書は、ささやかながら、その具体的な試みの一つになるはずです。

二つ目は、本書の立脚点が生物学にあることです。生命倫理は総合的な学問で、医学、政治学、文化人類学、法学、哲学、経済学、社会学など多様な分野がかかわり、それぞれの視点から論じることが可能ですが、この本では、生物学の立場から生命倫理を論じています。「生命」は生物学だけが扱うべきものでないことは、重々承知していますが、正しい判断をするためには、まず科学的な生物現象の理解が不可欠です。しばしば、生命倫理の議論のなかに、非科学的な前提や思いこみが入り込んできます。価値判断がそれぞれの思想的な立場によって変わるのは当然ですが、判断材料としての科学的事実に誤認があっては困ります。科学的な細部に立ち入ることは、ときに煩わしいことかもしれませんが、細部を知らずにブラックボックスとして科学的用語や概念を使うことは、科学への根拠のない不信や、逆に盲信を生むことにつながります。

近年ＤＮＡやゲノムという言葉が、まるで魔法の呪文のように振り回されることがありますが、その実体をよく理解しておかなければなりません。最近の冤罪事件で話題になったＤＮＡ鑑定などは、そのいい例です。ＤＮＡという言葉がついていることによって、この鑑定がきわめて科学的に厳密なものであるという幻想を与えるのですが、実はそうではありません。

ＤＮＡ鑑定は一九八五年に英国ではじめてＤＮＡ指紋法が開発され、日本の科学警察研究所は一九九〇年からＭＣＴ１１８法という手法を使っていました。ＤＮＡ鑑定にはさまざまな方法があり、それぞれ精度は異なりますが、鑑定は一定の確率的な誤差の範囲でしかできないのです。実際に調べているのは、ＤＮＡのごく一部の断片の塩基配列で、しかも塩基配列そのものではなく、切り出したＤＮＡの電気泳動パターンなのです。もちろん最新の技術では一人の個人の全ゲノムの塩基配列を解読することは可能ですが、ＤＮＡ鑑定にそれが実用化されることは当分ありえないでしょう。そうした事実を知らずに、「ＤＮＡ鑑定」という言葉から、一人ひとりの正確な遺伝情報を読みとって鑑定していると誤解するのは、その後の法的判断に誤りを生むことになるのです。

こうした視点によって、生命倫理を他人事ではなく、自分の問題として考えるようになってほしいというのが、筆者の思いであり、願いです。

生命倫理と環境倫理／目次

正誤表

本書に以下の誤りがありました。お詫びして訂正いたします。

35 ページ：10 行目

誤）二足方向→ 正）二足歩行

101 ページ：12 行目

誤）一般に人種内の → 正）一般に種内の

143 ページ：3 行目

誤）（女性にのみ発症）→ 正）（男性にのみ発症）

224 ページ：後ろから 2 行目

誤）ことできる → 正）ことができる

258 ページ：後ろから 1 行目

誤）利害 (inerest) → 正）利害（interrest）

はじめに　3

1章　生命倫理とは何か　9
生命倫理とは／生命倫理の源流／生命倫理を生みだした六つの流れ／生命倫理の定義／生命倫理学の役割／生命倫理に必要な視点

2章　文明の光と影　29
文明崩壊の条件／人類前史／人類社会の発展／近代化に潜む危機と希望／科学技術と社会

3章　生命観の歴史　49
映画のなかの生命観／生命とは／ガレノスの生命観／病気観の変遷／生気論の系譜／生命の本態を求めて／機械論の発展／生命観の未来

4章　脳死と臓器移植　69
死の判定／脳死判定基準／臓器移植前史／臓器移植の歴史／臓器移植が抱える困難／臓器移植法の改正／臓器移植をめぐる生命倫理的問題

5章　優生思想の歴史　87
優生学とは何か／アメリカにおける展開／ドイツにおける展開／日本での展開／優生学がはらむ倫理的問題

6章　生殖をめぐる倫理　子供が欲しい人と欲しくない人　105
性の生物学的意味／出産と社会／避妊と中絶の歴史／間引きと捨て子
不妊治療／代理母出産／クローン出産／デザイナーベビー

7章　遺伝子とヒトゲノム　125
メンデルの発見／遺伝子の解明／生命工学の発展／遺伝子とゲノム

8章　遺伝子病と遺伝子診断　141
遺伝病と遺伝子疾患／遺伝子診断（スクリーニング）／遺伝子治療／
テーラーメード医療とゲノム創薬

9章　遺伝子組み換え食品　159
品種改良の歴史／遺伝子組み換え作物／組み換え食品への批判／遺伝
子組み換え作物の社会的問題／遺伝子組み換え作物の倫理的問題

10章　流行病（感染症）と公衆衛生　175
風土病と流行病／流行病（感染症）の歴史／病気の原因と治療法／公
衆衛生学の発達／感染症対策／感染症対策における倫理的問題

11章　公害病と企業倫理　191
公害病の歴史／現代の公害病／狂牛病／まとめ

12章　安楽死と尊厳死　213
安楽死とは何か／安楽死の分類／尊厳死／自殺をどう見るか／安楽死を巡る歴史／リビング・ウイル／ターミナル・ケアとホスピス

13章　環境倫理と動物の権利　233
自然という概念／自然観の変遷／自然保護の倫理的基盤／環境汚染と保全生態学／地球温暖化／動物の権利

14章　生命倫理の規範　253
倫理の根拠／何が倫理の基準なのか／功利主義／ロールズの批判／生命倫理におけるキーワード／利己主義からどうして利他主義が生まれるか

15章　生命倫理とグローバリズム　275
経済格差がもたらす生命倫理問題／システムの混乱／価値観の衝突／生態系としての地球

あとがき　293

参考文献　／　索　引　／　著者紹介

1章

生命倫理とは何か

医療や看護の現場で働いている人たち、あるいはそういう仕事を希望している学生さんは、生命倫理的な判断を日常的に迫られます。医学、生物学、農学の研究に携わる人々も、おりにふれて重要な生命倫理的判断を迫られることでしょう。そういう仕事とはまったく縁のない人々にとっても生命倫理が無縁のものというわけではありません。高齢者や病人を抱えている家族は、さまざまな局面で生命倫理がかかわる判断をくださなければなりません。子供を産むか産まないか、環境汚染や遺伝子組み換え食品にどう対処すべきか、日常生活のなかにも、むずかしい判断を迫られることがいくらでも起こってきます。

本書を通じて、一市民として、自らや家族の生存にかかわる事柄にどう対処すればいいのか、その基本的な態度や考え方を学んでいただきたいと思っています。まずはじめに、生命倫理とはいかなるものであるかについて説明することにしましょう。

1　生命倫理とは

生命倫理ないし生命倫理学は非常に歴史の浅い学問です。現在使われているような意味での生命倫理は、二〇世紀の後半、だいたい一九六〇～七〇年代にアメリカで始まったものです。生命倫理（Bioethics）という用語を最初に提唱したのは、米国の細胞生物学者、ウィスコンシン大学のファン・レンセラー・ポッター教授（一九一一－二〇〇一）で、彼の〝Bioethics : bridge to the future / Van Rensselaer Potter〟(1971) という本が初出とされています。この本は、一九七四年に日本語に翻訳されました（『バイオエシックス：生存の科学』V・R・ポッター著 今堀和友、小泉仰、斎藤信彦訳）が現在では絶版です。ただし、ポッターの生命倫理は環境倫理的な色彩が強く、生命倫理の主流とは言えないものです。

このBioethicsというのは bio（生物）と ethics（倫理）をそのまま合成したものです。バイオというのは、ギリシア語のビオス（bios）からきていますが、これは英語の life とほとんど同じ意味で、主として人間の生命のことを指しました。エシックスの方もギリシア語のエチコス（ethikos）からきていて、もともとの意味は習慣、「しきたり」です。似たような言葉にモラルすなわち道徳があります。倫理と道徳とどうちがうのか、いろいろ議論はありますが、本質的なちがいはありません。あえて区別すれば倫理がより観念的・客観的であるのに対して道徳がより実践的・主体的というニュアンスのちがいでしかありません。モラルはラテン語 mores に由来し、これも習慣という意味です。

生命倫理が、その言葉の成り立ちからして、生命に関する倫理を扱う学問だということは、容易に察しがつくはずです。しかし本来、倫理や道徳の多くは、たとえば「人を殺してはならない」など、生命にかかわるものです。しかも、とくに生命を主たる対象としている医学については、医療倫理というものがあります。なぜ、ことさらに、倫理の前に「生命」をつけるような学問が必要になったのでしょうか。それが本章の主題です。

道徳ないし倫理は、平たく言えば、なにをしたら悪いか、なにをするのが正しいかという判断の基準ないしルールのことです。倫理は行動の規範として個人の内部でとどまる側面もありますが、多くの場合は社会的な倫理として集団や社会のなかでの行動を規制します。そして、社会的倫理は最終的に強制力をもつ法という形をとります。道徳と法の関係は複雑で、単純に道徳の延長線上に法があるということではなく、その関係については、法哲学上のさまざまな議論がありますが、ここでは深入りはしません。ただ、これまでは、一般的な倫理的問題については、従来の道徳および法で対処することができたということが要点です。ところが、二〇世紀の中頃から、それでは対処できないような変化が社会に現れてきます。その原因の一つは科学技術の飛躍的な発展であり、もう一つは社会の近代化とそれにともなう人間の意識の変化です。

科学技術の進歩は脳死や体外受精といったそれまで存在しなかった倫理的ジレンマを生みだしました。社会の仕組みの変化と、権利と情報の拡大によって、それまで当然のこととして許容されていた行為に倫理的な批判が加えられることになりました。そうした要因が、さまざまに絡まり合って生命倫理の誕生をもたらしたのです。

2　生命倫理の源流

生命に関する倫理ということならば、なによりもまず、人の生死を扱う医者に求められる医療倫理が思い浮かぶはずです。実際にそれはギリシア時代から連綿とつづいており、これを、現在の生命倫理の源流と呼ぶことができます。西洋医学における医師の倫理は、「ヒポクラテスの誓い」というものに集約されてきました（実際にヒポクラテス［前四六〇-前三七七］その人が言ったことではなく、その弟子たち、ピュタゴラス教団という学者の集団によって書かれたものだろうといわれています）。内容はつぎのようなものです。

●ヒポクラテスの誓い

医神アポロン、アスクレピオス、ヒギエイア、パナケイアおよびすべての男神と女神に誓う、私の能力と判断にしたがってこの誓いと約束を守ることを。この術を私に教えた人をわが親のごとく敬い、わが財を分かって、その必要あるとき助ける。その子孫を私自身の兄弟のごとくみて、彼らが学ぶことを欲すれば報酬なしにこの術を教える。そして書きものや講義その他あらゆる方法で私の持つ医術の知識をわが息子、わが師の息子、また医の規則にもとづき約束と誓いで結ばれている弟子どもに分かち与え、それ以外の誰にも与えない。

○私は能力と判断の限り患者に利益すると思う養生法をとり、悪くて有害と知る方法を決してとらない。
○頼まれても死に導くような薬を与えない。それを覚らせることもしない。同様に婦人を流産に導く道具を与えない。
○純粋と神聖をもってわが生涯を貫き、わが術を行う。
○結石を切りだすことは神かけてしない。それを業とするものに委せる。
○いかなる患家を訪れるときもそれはただ病者を利益するためであり、あらゆる勝手な戯れや堕落の行いを避ける。女と男、自由人と奴隷のちがいを考慮しない。
○医に関すると否とにかかわらず他人の生活について秘密を守る。
○この誓いを守りつづける限り、私は、いつも医術の実施を楽しみつつ生きてすべての人から尊敬されるであろう。もしこの誓いを破るならばその反対の運命をたまわりたい（小川鼎三訳）。

ここには、患者を差別せず、病気の治療を最優先することやプライバシーの保護、専門技術者としての誇りなど、いまなお医師の倫理として守られるべき多くの項目が含まれています。そのため、一六世紀の初めにドイツの大学医学部で医学教育のカリキュラムに加えられて以来、西洋のほとんどの医学部で取り入れられてきました。現在でも、米国のほぼすべての医学部の卒業式で宣誓の言葉として使われています（ただし、最初のギリシアの神々に誓うところはあまりにも時代にそぐわないので、現代訳では「全能の神、わが師、友、同僚に」誓うと改められ、その他、結石の話など不都合な個所は削除されています）。

東洋医学にもこれに類するものがあり、貝原益軒の『養生訓』第六巻にある「医は仁術なり、仁愛の心を本とし、人を救うを以《もっ》て志とすべし、わが身の利養を専《もっぱ》ら志すべからず。天地のうみそだて給える人をすくいたすけ、萬民の生死をつかさどる術なれば、医を民の司命《しめい》という、きわめて大事の職分なり」とか「医は病者を救わんための術なれば、病家の貴賤富貴の隔てなく、心を尽くして病を治すべし」という文言は、ヒポクラテスの誓いに通じるところがあります。なお、一九四八年の第二回世界医師会総会で、「ヒポクラテスの誓い」の精神を現代的に表現した「ジュネーブ宣言」が採択されています。この宣言は何度か改訂されていて、最新版は二〇〇六年に改定されたものです。

3　生命倫理を生みだした六つの流れ

さて、二〇世紀の後半に出現した、従来の倫理や道徳では対処できないような事態とはどのようなものだったのでしょうか。医療倫理を源流とする細い川に流れ込んで、生命倫理という大河をつくりだした要因としては大きく六つの流れが考えられます。以下にその変化を順に追ってみていきましょう。

(1) 非倫理的行為の曝露

まずは、医療倫理の内部から生まれでた流れです。きっかけとなったのは、第二次世界大戦におけるナチスドイツの人体実験などの非倫理的な医療行為の曝露です。それを裁く裁判規範として一九四七年にニュルンベルク綱領が採択されました。

ニュルンベルク綱領がもっとも強く主張しているのは、医学的研究において被験者の自発的同意と事前の十分な説明(今でいうインフォームド・コンセント)が必要であり、被験者に不必要な苦痛や死をもたらすものであってはならないということです。これを受けて一九六四年の世界医師会第一八回総会は、ヒトを対象とする医学研究の倫理的原則を定めたヘルシンキ宣言をおこないます(こちらも何度かの修正や注釈の追加がなされていますが、大筋は変わっていません)。

ところが、こういう原則的な立場に立って、米国の医学研究を見てみると、ナチスのことを他人事とは言えないような事例がたくさん見つかってきました。その最も有名な例が、一九七二年に「ニューヨーク・タイムズ」紙の一面で曝露されたタスキギー事件です。これは一九三四〜七二年の四〇年近く、アラバマ州タスキギーで、米国連邦政府公衆衛生局が約六〇〇人の黒人梅毒患者に、一切の治療をせずに(ペニシリンの有効性がすでにわかっていたにもかかわらず)観察実験をおこなっていたことが内部告発によって曝露されたのです。

また、ハーバード大学のヘンリー・ビーチャー教授は一九四六〜六五年のあいだに発表された論文を調査し、ニュルンベルク綱領に反する二二の非倫理的な医療行為を曝露しました。こうした告発によって、医師への疑念が高まり、米国の生命倫理は一挙に注目を集めることになり、医師の側は信頼回復のために、生命倫理に関する各種の委員会を設立することになったのです。こうした非倫理的行為の背後にあるのは、黒人や犯罪者の人権を軽視するという考え方で、一九六〇年代あたりの論文を読むと、危険な実験を黒人犯罪者のボランティアを対象にしておこなうということが一般的に見られます。時代にともなう人権意識の変化が、こうしたことに対する批判を生むようになり、のちには、動物実験に反対する運動もこの流れのなかからでてきます。

(2) 遺伝子技術の発達

一九五三年のワトソン・クリックのＤＮＡの二重らせんモデルの提唱以後、分子生物学は目覚ましい発展をとげ、一九七二年にスタンフォード大学のポール・バーグらがはじめて遺伝子組み換え実験をおこない、七三年にはスタンリー・コーエンとハーバート・ボイヤーによってプラスミドを用いる標準的な遺伝子組み換え技術が確立されます。これは生物の遺伝子を自由に操作できる可能性を現実化したという意味で非常に大きな意味をもつのですが、同時にそれは、人間の手に負えないようなとんでもないウイルスや細菌をつくりだしてしまう危険性もはらんでいました。その点を危惧した科学者たちが一九七五年にカリフォルニア州アシロマで会議を開き、非常に厳しい遺伝子組み換え実験ガイドラインを作成しました。生命科学技術がはらむ潜在的危険性がはじめて正面から取り上げられたという意味で、このアシロマ会議をもって、生命倫理の始まりと考える人が少なくありません。

組み換え実験はガイドラインに従うかぎり、当初予想されたような大きな危険性がないことが判明し、遺伝子工学という形で産業に組み込まれ、さらに、遺伝子組み換え作物の出現によって新たな展開をとげます。その後、遺伝子技術は遺伝子治療や、人工受精などの分野にも応用できる可能性が開かれ、ヒトゲノム計画の完成にともなって、技術が人間の誕生という神の領域にまで踏む込むことに対する、伝統的なキリスト教徒からの強い反発も生じ、大きな生命倫理上の論争を呼ぶことになりました。具体的には、クローン技術やES細胞の扱いが問題になります。

(3) 臓器移植にともなう脳死問題

一九六七年に南アフリカのC・バーナード博士が世界初のヒトでの心臓移植実験に成功します。心臓移植には死亡直後の新鮮な心臓が必要になるので、必然的に死亡判定が問題になってきます。心臓死は判定に使えないので、脳死が判定の規準になり、それをどう決めるかをめぐって論争が起きます。アメリカでは一九六八年にハーバード基準がつくられ、それにつづいて、各国で脳死判定基準がつくられます。

日本でも一九六八年に札幌医大の和田寿郎教授による心臓移植がおこなわれましたが、これは当時、違法行為（殺人罪で告発されますが容疑不十分で不起訴処分）であり、この和田移植の後遺症として、ながらく日本では心臓移植がタブー視されることになります。その後、医師のあいだで臓器移植の合法化を求める声が起こり、一九九〇年に脳死臨調が設置され、一九九七年に臓器移植法の成立につながります。日本では、この間の脳死論争が生命倫理への関心を最も強く引き起こしたと言えるでしょう。

(4) 環境問題

一九六二年に出版されたレイチェル・カーソンの『沈黙の春』は、農薬など、自然には存在しない人工化学物質、ことにDDTやDHCが食物連鎖を通じて、生物体に蓄積されることによって、人間を含めた多くの動物に影響を与え、生態系の崩壊をもたらすことを指摘して大きな反響を引き起こしました。それは利益を優先する産業活動が自然の多様性を減少させ、貧しい人々の生活を犠牲にすることが許されるのかという倫理的な問題の提起でもありました。

さらに、一九五〇年代から六〇年代にかけて、サリドマイド事件、イタイイタイ病や水俣病、あるいは四日市ぜんそく、カネミ油症などの公害病の発生を通じて、直接的な人体への影響が次々と明らかになり、製造者責任という観点からの生命倫理への関心を高めることになります。

また、一九七二年にローマクラブが『成長の限界』という報告で、無制限な経済がもたらす環境破壊に対して警告を発し、八〇年代には、オゾンホールの拡大、酸性雨、地球温暖化などが報告されるようになり、さらには七九年のスリーマイル島、八六年のチェルノブイリ原発事故や原油流失事故などもあり、環境問題への意識は地球規模で急激に高まります。その後この流れは、生物多様性条約や地球温暖化防止京都議定書などへとつながっていきます。最初に生命倫理という言葉を使ったポッターの立場は、こうした環境倫理に近いもので、人間が地球上で存続していくための人間の生き方を問うというところに力点がありました。

(5) 人工中絶問題と生殖医療の発達

欧米、ことに米国では、キリスト教の信仰上の理由によって人工中絶は否定されてきました（カトリック教会は自然な避妊は許されるが人工的な避妊は認められないとします）。しかし、働く女性の地位の向上と権利意識の高まりにともなって、人工中絶を認めよという要求が高まり、一九七三年には米国最高裁が中絶を容認することになります。これは保守的なキリスト教原理主義者の強い拒否反応を引き起こし、中絶医が襲撃されるといった社会問題を引き起こしています。胎児の処遇をめぐる問題は、ＥＳ細胞研究の是非という形で、現在までつながっています。

一方、一九七八年には試験管ベビーの誕生があり、人工受精技術が一般的に生殖の場で使われるようになります。米国では一九八〇年代から代理母がビジネスになるなど、別の倫理的問題を生みだすことになりました。さらに、妊娠・出産の医学的管理が進むにつれ、出生前診断や着床前診断なども実施されるようになり、胚はいつから人間になるのかという微妙な問題や、また子供の命を左右する権利を親がもつのか、という疑問がわきあがり、いやおうなしに、生命倫理の核心的な部分に足を踏み入れることになります。

（6）医療の進歩と老人問題

現代の高度医療は、際限のない肉体改造を可能にしつつあり、そこにあらたな倫理的問題を生みだしています。筋肉増強剤や若返り手術など、どこまで人間の肉体に手を加えることが許されるのかというのは、一つの倫理的問題です。ここには医療費をめぐっての貧富の差という問題もかかわってきます。また、乳児死亡率の減少と老人の延命による平均寿命の増大は新たな社会問題を生みだしています。爆発的人口増大にどう対処するか、強制的な人口抑制や産児制限は許されるのかといったことや、人口構成の高齢化に社会がどう対処すべきかといった問題がでてきています（ちなみに、一九五六年の国連報告で、六五歳以上が人口の七パーセントを超えると高齢化社会、二〇パーセントを超えると超高齢化社会と定義されています。日本は一九七〇年から高齢化社会、二〇〇七年から超高齢化社会になっています）。

一方で、昔なら死を免れなかった患者を生還させることができるようになり、回復の見込みのないままいつまでも生かす（植物状態）ことも可能になりました。これは家族の負担、本人の尊厳といったまったく新しい問題を引き起こすことになりました。また臓器移植のような高額医療の費用は誰が負担すべきなのか、安楽死、尊厳死は許されるのか、誰が許すのか、こうしたことが生命倫理の課題となっていきます。

以上のような六つの潮流が重なることによって、生命倫理学の必要性が高まっていったのです。

4　生命倫理の定義

以上に見たように、近代社会の変化にともなって、それまで存在しなかった多様な倫理的問題が噴出してくることになり、それに対処する学問として生命倫理が生まれてきたわけです。このように、さまざまな要素があるために、生命倫理の定義も一様ではありません。国によるちがいもあります。米国では、宗教的倫理と技術の対立を軸として、先端技術が人体を対象にするときの自己決定権が重視されるのに対して、欧州では、医療倫理と、技術の暴走、人体の商品化への批判に重点がおかれています。そういう立場のちがいによって、生命倫理の定義も異なってくるわけです。

そのなかで、標準的な生命倫理の定義とされているのは、一九九五年に刊行された『バイオエシックス百科事典』(Encyclopedia of bioethics / Warren T. Reich, editor in chief) にあるものです（二〇〇四年に第三版がでており、その日本語訳が二〇〇七年に出版されています）。そこでは、「学際的状況においてさまざまな倫理学的方法論を用いて行う生命の科学と保健医療の道徳的な諸次元 —— 道徳的展望、意思決定、行為、政策を含む —— に関する体系的研究」と定義され、「理論的生命倫理」「臨床的倫理」「規制的・政策的生命倫理」「文化的生命倫理」の四つが区別されています。定義自体はかなり抽象的ですが、具体的には、遺伝子操作、臓器移植、妊娠中絶、安楽死など、バイオテクノロジーがもたらした問題を扱うということになります。この定義では、環境倫理はあまり表面にはでてきません。

しかし、生命倫理という言葉をつくったポッター自身が環境倫理を念頭においていたこと、ならびに、生命倫理の諸問題が近代文明のもたらした新しい問題への対処法であることを考えると、環境倫理を含めるべきだと私は考えます。現代の社会にとってもっとも切実なのは環境問題であり、遺伝子組み換え食品にしても、人体への影響よりも環境への影響の方が重大なのです。そこで、本書では「生命倫理」を、もっと広く「人間を含めた生命研究およびその応用技術がもたらすあらゆる倫理的問題を扱う学問」と定義したいと思います。これはきわめて広い定義ですが、多くの人が同意できるものだと思います。

5　生命倫理学の役割

これで、生命倫理学が誕生することになった歴史的な事情はおわかりいただけたと思いますが、そこから生命倫理学の役割もおのずと明らかになるでしょう。こうした倫理的な問題に対して答えをだすことです。通常の倫理学が扱う事柄は理論の世界にとどまるのですが、生命倫理の場合は、新たに出現した事態に対して、実践の場における答えをだす必要があります。たとえば安楽死、代理母といった問題では、どこまでが許されるかは単なる倫理問題を超えて、法律上の問題になります。既成の法律は整備されていないので、最終的には国民的な合意のもとに新たな法律を制定する必要があります。

ところが、生命倫理問題はきわめて複雑な要素から成りたっているので、単純に善悪を決めることができません。あらゆる問題でプラスの要素とマイナスの要素が絡まり合っているからです。臓器移植における提供者（実質的にはその家族）と受容者の利益は対立する側面があります。代理出産の依頼者と実際に出産する代理母の利害、あるいは生まれてくる赤ん坊の利害もそれぞれ異なります。そこには科学技術的な安全性という問題も、社会道徳との整合性という問題も絡んできます。

ここに生命倫理学の出番があります。生命倫理学はこうした問題における個人の判断基準を提示するだけでなく、大学や研究所の生命倫理委員会、企業あるいは厚生労働省などの行政機関の諮問委員会といった場所で、具体的な規制の指針を答申することにもかかわります。生命倫理学は問題をさまざまな側面から検討して妥当と思われる結論を導き出すわけです。したがって、生命倫理学は、関係する分野の法律的、行政的、医学的、産業的立場、そして消費者や患者の利害を公平に検討する必要があります。

そうした判断の基準となるのは、その社会の一般的な倫理的基準と科学的な評価です。そこにはつねに一種の妥協がともないます。たとえ科学的に正しくとも、社会の道徳的基準に照らして受け入れられないという場合もあれば、あきらかに誤った科学的判断にもとづいている場合には、あえて、道徳的な基準を変えなければならないこともあります。

一般に個人と個人、個人と社会のあいだには利害の対立があります。それを調停するのが、倫理ひいては法律だということもできます。社会的な善悪というのは、集団としての社会の合意であって、つねに相対的なものです。社会的な善がすべての個人にとっても善だとはかぎらず、その倫理的判断によって被害をこうむる人もいるわけです。もう一つ注意すべき点は、判断の基準そのものが恣意的にならざるをえないことです。たとえば人間の誕生・成長・死といったものは、生物学的には連続的な過程であり、黒か白か、善か悪かと単純に二分できるものではありません。しかし、倫理的・法律的にはどこかに恣意的な線を引かねばならないのです。わかりやすい例をあげれば、生命の誕生です。妊娠中絶の可否を決めるときには、連続的な過程のどの時点で胚がヒトの胎児になるかを決めなければなりません。まだ胚のうちなら中絶はできるが、赤ん坊なら殺人です。死の判定についても同じことです。

倫理的な判断は最終的に法律や規則になるわけですから、重い意味があります。科学は判断のための根拠を示すわけですが、確かな科学的証拠であることが求められます。すべての問題について、科学者の意見が一致しているわけではないので、異なる科学者の意見のなかから正しい意見を選択する必要があります。

何が信頼すべき証拠であるかについては、本書のなかで述べていきたいと思います。いずれにせよ、善悪の判断は社会的な合意ですから、時代とともに変わっていきます（たとえば、中絶はかつて非合法とみなされていたのですが、現在では多くの国で合法化されています）。

6　生命倫理に必要な視点

本章の最後に、複雑な生命倫理問題を扱うにあたって要求される重要な視点についてまとめておきたいと思います。

(1) 歴史的・文化的な視点

生命倫理は文明の発展の歴史から生まれてきたわけですから、そのことを抜きにして論じることはできません。ある処置や行動が正しいかまちがっているかの判断には歴史的な制約があります。すべての人間が平等だと認めるのが生命倫理の前提ですが、この前提はつねに成り立ってきたわけではありません。

基本的人権の一つである参政権を考えてみればよくわかります。現代人はすべての国民に参政権が与えられるのが当然だと考えるでしょうが、歴史的にはそうではありません。ギリシア・ローマ時代には貴族にしか選挙権はなく、西洋でも一般市民に選挙権が与えられるのは近代になってからです。米国で黒人に選挙権が与えられるのは二〇世紀の半ばをすぎてからです。婦人参政権も、一八九三年のニュージーランドを例外として、すべて二〇世紀に入ってから認められたのです。日本では一九四五年ですが、それ以前に婦人参政権が認められていたのは二九か国だけでした（米国では一九二八年）。一九四五年以降六〇数か国で婦人参政権が認められていますが（スイスは一九七一年、リヒテンシュタインは一九八四年にやっと認められます）、現在でもサウジアラビアなどでは認められていません。

また、人の命に対する価値観は文化によって変わります。とくに宗教が大きな影響力をもちます。殺人や自殺は一般的には倫理的に正当化されないものですが、原理主義的な宗教信者にとって、戦いやテロによる死は殉教として正当化されます。これはイスラム原理主義だけに言えることではなく、キリスト教徒でも歴史的には数多くの殉教がみられました。

もっと身近な例では、「エホバの証人」信者による輸血拒否があります。本人が拒否するのは信教の自由と言えますが、問題は信者が自分の子供の手術を拒否するといった場合です。一九八五年には交通事故にあった一〇歳の児童の輸血を拒否したために死亡するという事件があり（川崎事件）、大きな論争を呼びました。二〇〇九年には消化管出血で重体の一歳児の両親がエホバの証人の信者で、輸血を拒否しましたが、児童相談所が家庭裁判所に訴え、即日に親権が停止されて、手術に成功しました。この例は生命倫理における宗教的な価値観と自己決定権の問題として重要な問題を提起しています。

(2) グローバルな視点

これも生命倫理の本質的な側面です。というのは、現在では経済・交通・情報・技術のグローバル化によって、良きにつけ悪しきにつけ、一国の問題が国内問題にとどまらなくなっていることです。たとえば、狂牛病は英国で起こった国内問題だったのですが、食肉や飼料の輸出入を通じて、あっというまに世界中に広まってしまったわけです。インフルエンザなどの流行病についても同じことが言えます。

また食糧生産の地域的な不均衡のために、米国一国の農業政策が世界中の食糧事情を左右するということが起こりえます。また先進国と発展途上国の経済格差は、たとえば臓器移植において、臓器売買といった新たな倫理的問題を生みだすことになります。さらには、地球温暖化問題に見るように、環境問題は世界的なレベルでしか解決しえないものです。

(3) 科学技術的な視点

これもまた重要な視点です。遺伝子組み換え技術の開発をもって生命倫理の始まりとする考え方があることはすでに説明しましたが、技術によって生命を操作する可能性が、多くの生命倫理問題を生みだしてきたのです。しかし、一方で技術の発展は問題解決の手段を提供するという側面もあります。たとえば、初期の臓器移植は手術に成功しても、拒絶反応を避けることができなかったために成功率が低かったのですが、すぐれた免疫抑制剤の開発によってリスクが大幅に改善されたのです。もしｉＰＳ細胞の実用化が成功し、自分の細胞で器官を再生することができるようになれば、拒絶反応という問題自体が消滅するだけでなく、他人からの移植も必要がなくなり、臓器移植問題の構図ががらりと変わってしまうことになります。

(4) 複眼的・相対的な視点

社会における善悪は絶対的なものではなく、相対的なものです。ある人にとっての善が別の人にとっては悪だということがよくあります。マーティン・コーエンの『倫理問題一〇一問』という本の序文には、「倫理とは大切な選択をめぐるものであり、大切な選択は、私たちをジレンマにおく」と書かれています。現実の社会では、どちらを選んでも正しいとは言えないような選択を迫られることが、しばしばあります。この一〇一問の最初に出てくるのが、こういう問題です。

船が難破して救命ボートで脱出しようとしている。救命ボートは定員一杯で、これ以上乗せるとボートは転覆してしまう。そのとき一人の船員が泳ぎながら助けてくれと叫んでいる。彼を助けるべきだろうか?

これほど極端な形ではなくとも、生命倫理にはジレンマがつきまといます。臓器を必要とする患者のために、脳死を人の死と認めるべきなのか。患者や家族の要望で、生命維持装置のスイッチを切ることは許されるのか。生命倫理では、こういったジレンマに対処しなければなりません。一般的には「最大多数の最大幸福」という功利主義的な考え方にもとづいて判断されるわけですが、それでも割り切れない多くの問題が残ります。この原理には、少数者の切り捨てという側面がつきまとうからです。結論はどうなるにせよ、関係するさまざまな当事者の立場になって考慮することが、生命倫理の責務なのです。

(5) リスク評価的な視点

生命倫理が公共政策の課題になるときには、この視点が必要です。リスクというのは危険率、つまり、あってほしくない事柄が起こる確率のことです。病気とか、事故とか、地震とか、その他の災害のことです。危険率そのものは、ふつう科学的に(もっぱら統計的に)計算できます。しかし、そのリスクをどう評価し、どう対策を立てるかというのは、政治的・社会的、そして倫理的な判断です。一般にどんなリスクであれ、その危険率をゼロにすることはできないので、どこまでのリスクを許容するかが判断の基準になります。個人のリスク評価を考える場合、誰にとってのリスクかによって判断は異なってきます。大きくわけて、個人のリスク評価、企業のリスク評価、行政レベルのリスク評価があります。個人のリスク評価においては、ほかの条件がまったく同じであれば、リスクが少しでも低い方を選ぶことになります。遺伝子組み換え作物を例にとれば、わずかなリスクがあるが（当然ながら、このリスクは開示されているということが前提ですので、表示義務は不可欠です）、値段が非常に安いということになれば、実際の被害がでるまでは安い方を選ぶ消費者はかなりいるでしょう。あるいはリスクの高い土地や家屋は（洪水がでやすい、崖崩れしやすい、騒音がはげしい）、そのリスクに応じて値段が安ければ、やはり購入する消費者はいるでしょう。これは基本的に消費者の判断に帰せられます。

行政レベルのリスク評価では、話はちがってきます。犠牲者がでれば、時の為政者の政治的責任が問われるからです。行政が関与するリスク評価として主要なものは、災害リスク、病気のリスク、環境汚染のリスクがあります。災害リスクは、まず各種の建造物の耐震規制（現在は一九八一年施行の新耐震設計法によっており、震度四～五弱の地震に対してはほとんど損傷を受けず、震度五強以上の強い地震であっても倒壊を防止するレベルで作られています）があります。それより大きな地震はあきらめるという考え方です。ただし、その程度の地震で倒壊することがあっては困る原子力発電所については、特別な耐震設計指針があり、通常の建築物の三倍の耐震性を義務づけられ、震度七に耐える構造になっています。

河川の堤防その他の災害防止のための装置は、ふつう五〇年に一度とか一〇〇年に一度とかの大雨、大雪、台風などを想定しています。したがって、確率的に堤防が決壊するといった災害が生じることがあります。何百年に一度のレベルまで基準をあげることは可能ですが、それには膨大な費用がかかります。実際にそれによって救済される人々の数と、投入される予算のバランスにおいて、こうした基準を決めるほかないのです。

病気・環境汚染に対するリスク規制は、主として農林水産省と厚生労働省の管轄です。各種農作物・食品の栽培・製造・販売・輸入規制、および産業廃棄物の規制、フロンガスや排気ガスの規制といったものが中心です。この場合にも、リスクをゼロにすることはできず、また産業活動と密接なかかわりがあるため、さまざまな形での妥協が入り込むことになります。そして医療においては、投薬や手術がもたらす効果と、副作用ないし手術ミスがもたらす危険性のリスク評価が重要になります。

企業レベルではリスク評価はまた異なった様相を呈します。政府および自治体は採算を度外視して安全対策に資金を投入することができますが、企業は利益の範囲内でそれをおこなわなければなりません。極端な話、リスク対策によって損失が生じるのであれば、その企業活動は存続できません。また、一般的に企業は厳しい価格競争にさらされているために、できるだけコストを下げたいと思うわけで、ここからしばしば、安全対策がおろそかになるということになります。そのことは先年のＪＲ西日本の列車事故にも明らかです。

しかし、ここで注意しなくてはならないのは、リスク評価の時間的尺度です。単年度決算で見ていくと、リスクはほとんどの場合、現実のものとはならないので、リスク対策費用はドブに捨てているようなものです。しかし、万一、事故が起こった場合には、多くの公害発生企業の例でわかるように、社会的信用の失墜を含めて、対策に要した費用の数十倍いや数百倍の出費を伴うことでしょう。長期的にみれば、誤ったリスク評価だということになります。

2章

文明の光と影

１章では、生命倫理に扱うべきさまざまな分野があることを述べました。一見すると雑多なものに見えるかもしれませんが、一つの共通性があります。それは、近代科学技術がもたらした成果に対する疑問ないしは反省です。科学技術はこれまで人類に大きな恩恵を与えてきたのですが、同時に災いももたらしてきました。科学技術はそうした災いを克服することによって、さらに新たな発展を遂げてきたわけですが、そろそろその手法は限界（人類の膨張が地球という惑星の収容能力の限界にまで達しつつあるというのが一つの要因かもしれません）に来たのではないかという反省が、生命倫理の大きな背景となっているのです。

現代科学技術の大きな特徴の一つはその規模の肥大化、言い換えればグローバル化です。考えてもみてほしいのですが、たとえば江戸時代には、科学者や技術者がどれだけ創意工夫をこらそうとも、その影響を受ける人の数は微々たるもので、大部分の人間の生活はほとんど変わらなかったでしょう。一〇〇年前には、生まれた村から一生出ることなく過ごすというのは珍しいことではなかったはずです。しかし、明治以降の技術的発展のなかで農村も町も大変貌を遂げます。いまやどの家庭にもテレビ、自動車、パソコン、携帯電話があり、農家は作物の種子をアメリカから買い、生産物を世界との市場競争にさらさなければなりません。日本の江戸時代にさかのぼらなくとも、現代でも、ついこのあいだまで、ニューギニア、アフリカ、アマゾンの奥地には、文明から隔絶した生活を営む人々が住んでいました。彼らは、世界史のいかなる変化とも無関係に何百年、何千年と生きてきたのですが、いまや世界のなかに組み込まれてしまっています。貨幣経済が入り込み、テレビが導入され、伝統的な社会が崩壊しつつあるだけではありません。乱開発や環境汚染の影響をもろに受けて、生存さえ脅かされているのです。

現在の経済と科学技術は世界を一つにまとめあげてしまっています。それゆえ、一つの行為、一つの変化が、否応なく世界を巻き込んでしまうのです。科学者や技術者の発明発見はたちまち世界経済のなかに組み込まれ、世界に影響を与えます。辺境に住んでいる人間はもはや、先進国のことなど関係ないとは言えなくなってしまっているのです。世界規模で拡大する経済格差や環境汚染は、加害者であろうが被害者であろうが、個人の良心や気配りでなんとかなるという範囲を超えてしまっているのです。だからこそ、生命倫理が問われるのです。社会としてきちんとした合意を形成して歯止めをかけないかぎり、悲劇的な結末を迎える可能性があるからです。残念ながら、世界的な合意が得られる可能性は現状ではきわめて小さいのですが、それに向けて努力するのが、生命倫理の課題であろうと考えています。

本章では、技術文明の光と影とでもいいましょうか、文明が私たちに何をもたらし、同時にどういうマイナスをもたらしたかを歴史的に見ていきたいと思います。同じ歴史が繰り返されるわけではありませんが、歴史を見ることによって、悲劇を避けるための教訓をえることはできるはずです。

1　文明崩壊の条件

実際問題として、問題の処理に失敗して巨大な文明が滅んだ例は、古代ローマ帝国をはじめとして、歴史上いくつもあります。なぜそうした文明は滅んだのか、その原因を明らかにすることは、今後の人類の取り組みにとって非常に重要です。まず、その問題について述べたいと思います。

ジャレド・ダイアモンドという人が書いた『文明崩壊』という本があります。この本はまさにこの問題を正面から扱っていて、環境倫理を考えるうえで避けて通ることができない重要な一冊だと思います。イースター島や、マヤ文明、あるいはグリーンランドにあったノルウェー入植地などの崩壊例などを、歴史的な証拠の科学的な分析をもとにして、文明崩壊の原因を追究しています。多くの場合、単一の原因によるのではなく、いくつかの要因が複合的に作用していることがわかります、そうした調査の結果、著者は、文明崩壊の条件として五つの要件をあげています。

(1) 環境破壊

とくに森林破壊と乱獲、それにひきつづく土壌の貧困化と資源の枯渇です。それは、資源の再生産の速度が消費に追いつかないために起こるのですが、ある限度を超えるともはや回復は不可能になります。限度はその土地の条件が関係してきます。崩壊は、地味の貧しいところで、長い時間をかけてやっとできていた緑を人間が短期間で利用しつくしてしまった場合に起こりやすいのです。

(2) 気候変動

旱魃や洪水、あるいは大地震や火山噴火などがきっかけで、文明が滅ぶことがあります。直接的な影響としては、ポンペイのよう火山噴火によって都市そのものが消滅することがあります。恐竜が絶滅したのも巨大隕石の墜落が原因だったと考えられています。現在でも、南太平洋のツバルという国は、潮位の上昇のために水没の危機に瀕しています。これが地球温暖化がもたらした海面上昇によるとする説には疑問があるのですが、もし温暖化によってあと数十センチメートルも水位が上昇すれば、全島民が脱出しなければならなくなるでしょう。インド洋の景勝の地モルジブ諸島や南太平洋のフィジー、マーシャル諸島なども、平均の標高は数メートルしかないので、大幅な海面上昇が起これば、同様の危機に瀕することになります。しかし、もっと一般的には気候変動が、環境破壊によって疲弊していた農業や漁業にとどめの一撃を加えることによって文明の崩壊を引き起こすことがありえます。

（3）敵対的集団による攻撃

つまり闘いに敗れて崩壊するというものです。もっとも典型的な例はスペイン人によるインカ帝国の征服です。ローマ帝国がゴート族に滅ぼされたとか、アンコールワットで栄華を誇ったクメール王国がタイ王朝に侵略されたとか、その他インダス文明やミュケナイ文明の崩壊もこの例に入るかと思います。ただし、重要なことは、多くの場合、崩壊はその文明自体に原因があり、外国からの侵略はとどめを刺しただけにすぎないことです。

（4）友好的集団からの援助の停止

南太平洋の島国（『文明崩壊』では、ビトケアン諸島の例が述べられています）や極北のアイスランドやグリーンランド（ノルウェー領）のような厳しい環境では、一つの島ですべての生活必需品を自給することができないので、交易に頼らざるをえないのですが、なんらかの原因で、交易が途絶えると、生活がたちゆかなくなります。

（5）問題に対する社会の対応

同じような環境危機を抱えながら、崩壊に至らなかった文明もあります。江戸期の日本は人口抑制（ほぼ三二〇〇万人前後で推移）と、保護的な森林政策によって成功しました。同じような島国で原始的な生活を送りながらも、ニューギニア高地人は自然を疲弊させない生活様式を採用することによって、七〇〇〇年以上にわたって農業社会を維持してきました。同じ一つの島（ヒスパニオラ島）の東西に位置し、どちらもながらく独裁者によって支配されながら、ハイチ（もとはフランス領）とドミニカ（もとはスペイン領）の環境には雲泥の差があります。ハイチは森林が失われて荒廃しているのに対して、ドミニカにはまだかなりの森林が残っています。これらは、みな社会の環境問題に対する取り組み方のちがいから生じたものです。

実際に文明が崩壊したのは島国や地域的な国家ですが、地球全体を一つの文明社会と考えれば、上にあげた五つの条件のうちの少なくとも（1）（2）（5）はあてはまります。空想的な話ですが、宇宙戦争のようなものを仮定すれば、（3）（4）もありえます。人類社会も対応を誤れば、崩壊するのだという前提を踏まえて、これから人類の歴史を、主として技術文明の光と影という観点から見ていきたいと思います。

2　人類前史

さてこれからいよいよ本題です。まず、人類が出現するまでの地球の歴史をざっと眺めてから、人類の歴史を生命倫理的な視点から考察してみたいと思います。

地球はおよそ四五億年前に誕生し、三六億年ほど前に最初の生命が出現し、一二〇億年前に真核生物が現れます。五億年前のカンブリア紀の爆発的な進化によってほとんどの現生動物の祖先が生まれます。三億五〇〇〇万年ほど前に陸上植物が進化し、二億六〇〇〇万年～六五〇〇万年前は恐竜の時代です。人類の祖先が現れたのは諸説ありますが、今から六〇〇万年前くらいだろうと言われています。そして現生人類であるホモ・サピエンスが進化したのがおよそ二〇万～三〇万年前だと考えられています。最初の生命の出現が一月一日の午前零時だとすれば、人類の祖先が出現するのは一二月三一日になってからのことで、現生人類は一一時三〇分位すぎにやっと登場するということになります。

人類は出現してから、ほんのわずかな時間のあいだに生物のあり方、地球のあり方を大きく変えるところまでいたりました。人類はほかの動物と比べてどこが特別なのでしょうか。よく、人類とチンパンジーは遺伝的に九八パーセントないし九九パーセント同じだというようなことを耳にしたことがあると思います。こういう言い方は少し誤解を招くもので、だからといって、チンパンジーの行動や生態が九九パーセント人間と同じだというわけではありません。たった一パーセントや二パーセントのちがいが現在のチンパンジーと人間の大きなちがいを生みだしたのです。

さて、なにがいちばん決定的なちがいだったのでしょうか。類人猿から人間になるための最大の発明は直立二足歩行であると私は思います。昔は脳の発達があって二足方向が生じたと考えられたこともあったのですが、最近の研究の結果、脳が大きくなるよりも数百万年前に直立二足歩行をしていたことが明らかになっています。化石だのみの研究なので諸説がありますが、これまでは二〇〇万年前のホモ・エレクトゥスというのが定説でしたが、最近ではおよそ六〇〇万年前までさかのぼるとされています、もちろんこれは現在型の人類ではないのですが、直立二足歩行によって手が自由になり、道具をつくることができ、武器を使えるようになりました。それだけでなく、手は人間の認識能力の発達にも大きな役割を果たしたと思われます。なぜなら、日本語の「把握」、英語の grip、ドイツ語の Begreifen は、いずれもモノを握るという動作と結びついているからです。また道具を使って肉を細かく切ることができるようになったため、犬歯が小さくなり、やがてヒトの頭骨が現在のようになり、大脳の発達にもつながったと考えられています。

二足歩行の起源についてはさまざまな説があり、ある人によると十数個もあるそうです。デズモンド・モリスの性的ディスプレー説、エレーン・モーガンの水中進化説、ウォシュバーンのナックルウォーク説、そのほか草原で敵を見つけやすくするためとか、熱対策説、腕わたり説などです。最近有力視されているのは、森の開けた場所で、中腰で餌を食べるという習性からきたという説です。いずれにせよ、二足歩行は人類進化の決定的な一歩だったと考えられています。道具使用も大きな役割を果たしたことは疑いありませんが、火の使用もきわめて重要な一歩でありました。

火の使用はおそらくホモ・サピエンスとともに始まったと考えられますが、体毛をもたない人類がアフリカから寒い北の地域に分布を広げるためには、衣類の発明とともに不可欠なものでありました。さらに、四万～五万年前頃と推定されている言語の発生も非常に重要ですが、これらの詳細はまだ不確定なところが多く、今後の研究をまたねばなりません。

3　人類社会の発展 —— 生産力の向上と災い

(1)　農業

ダーウィンの進化論がマルサスの『人口論』の影響を受けていたというのは有名な話ですが、人口の増大によって食物を巡る競争が厳しくなるというのは進化論の大前提です。動物の人口のことを個体数（英語は同じ population）と呼びますが、その成長曲線はふつうS字曲線、ロジスティック・カーヴを描きます。つまり急激な成長のあと最後には頭打ちになってしまうのです。理由は簡単で、食べ物と、すむための空間が制約となるからです。

人間が他のあらゆる動物をおしのけてこれだけの成功をおさめることができたのは（生物学では成功の物差しは適応度というものですが、それは要するにどれだけ多くの子孫を残せるかということです）、技術によって生産力を高め、その食糧供給の壁を突破できたことです。世界の人口は古代文明期でおよそ四〇〇万、四〇〇〇年前あたりから急激に増大してローマ時代で二億になり、そのあと成長はスローダウンして、中世で五億ほどと推定されており産業革命までほぼ横ばいだったのに、その後急激に増大し、またS字曲線の成長が始まり、現在すでに六七億を超え、二〇五〇年には九〇億を超えると予想されています。

人類の最初の生業形態はもちろん狩猟（漁労も含む）採集です。これは二一世紀にもまだ、一部の地域（アフリカ、ニューギニア、オーストラリア、北極圏、南米）で残っていますが、おそらく数十年のうちに消滅してしまうでしょう。狩猟採集というのは自然の植物（おもに果実と根茎）を利用することを基本にして、狩猟によって得られる肉でタンパク質を補給するというものです。採集は女、狩猟は男が担当するというのが一般的なパターンです。大勢の人間が一か所に集中すればたちまち資源が枯渇してしまうので、少数が分散して暮らすほかありません。狩猟採集生活をしているかぎり、大きな集落や町はできず、したがって階層的な社会もできません（狩猟によっていくつかの野生動物が絶滅しましたが、文明社会ができて以後の時代に比べればわずかなものでした）。

人類の歴史はこの段階が圧倒的に長く、人類の遺伝的な資質はこの時期におおむね形成されたと考えられています。文明がこれほど発達しても、人間の肉体はこの状況に対応しきれていません。たとえば、初期人類は慢性的な栄養不足の状態にあったので、人間の体は生理的に低栄養条件下でうまく機能するようにできています。そのため、現在のような過剰栄養条件下では各種の生活習慣病を引き起こすことになるのです。生理的な側面だけでなく、人間の嗜好（甘いものや肉が好き）、嫌悪（ヘビが怖い）、タブーなどの心理的な側面も基本的にはこの時代に形成されたものと考えられ、現代人の情緒的不安定もまた、古代的な心性と現代文明の齟齬が要因となっている可能性が大きいのです。

このあと、人類は文明の発展とともに生産力を増大させていくのですが、狩猟採集時代の環境収容力を一とすると、現代の集約農業では四〇〇にもなります。

生産性拡大の第一歩は、およそ一万年前にメソポタミア、すなわちチグリス川とユーフラテス川のあいだのいわゆる〈肥沃なる三日月地帯〉における農業革命です（主力はコムギ、オオムギおよび豆類です）。同じようなことは、中国（コメ）、エジプト、および中米（イモ、トウモロコシ）の古代文明でも起こりました。その実態は野生の植物を栽培化すると同時に、野生動物（最初の家畜は人間と競合しないヤギ、ヒツジ、ブタ）を家畜化してさまざまな用途に利用するようになったことです。その結果、それまでの狩猟採集生活から定着生活が可能になります（農耕は収穫までに時間がかかるため、初期の定着のための安定した食糧供給として魚介類は重要でした。また農業に水は不可欠です。そのため文明は河川流域でおこったのです）。その後の鉄器などの農具の改良および作物の品種改良によってさらに生産性が増大し、集落、そして都市が誕生します。そして余剰農産物によって非生産階級、つまり貴族や僧侶が出現し、階層社会ができます。

しかし、この段階ですでにして災いは始まります。家畜との接触は動物由来の病気を人間に移し、人口が増大すると当然ながら排出物も増え、汚物の蓄積など衛生状態の悪化と、人口の密集によって寄生虫や病原体が繁栄しやすくなります（古代エジプト・メンフィスのエーベル・パピルス文書にはノミ、シラミ、ネズミなどに苦しめられたことが書かれています）。言ってみれば、人類の病気との闘いは文明とともに始まったのです。また単一の作物の栽培は、病害虫の温床となり、生態系の崩壊や土地の疲弊を招き、これが古代文明崩壊の一因ともなりました。

現代の人間の病気も多くが家畜起源です。たとえば結核の病原体はウシ型結核菌で、ウシから感染するのでイギリスでは「乳搾り女の病気」とも呼ばれていました。厄介なことにこの病気はアナグマのような野生動物も保菌者になるので、英国では、人間→ウシ→アナグマ→ウシ→人間という悪循環を断ち切るのに、いまでも苦労しています。

ヨーロッパ中世になると、耕地を冬穀物用、夏穀物用、休閑地の三つに分けて使う三圃制や農具の改良によって徐々に生産性は高まっていきますが、飛躍的な発展は一八世紀の英国で起こります。牛の肥料にするカブとクローバーを、コムギ、オオムギと作付けする四圃式の輪栽式農法を考案し、冬季の家畜飼料の確保（それまでは冬には家畜の頭数を大幅に削減しなければならなかった）と地力の増進を可能にして、さらに耕耘用馬具の改良も加わって、農業生産性は飛躍的に増大し、これに起因するエンクロージャー（農民の共有による公共的利用から、封建領主たちによる私有化への転換）によって農村共同体は崩壊し、農民の失業と富の蓄積が産業革命の大きな要因となります。ひいては近代社会の形成へとつながっていきます。

一九六〇年代には世界的な食糧不足を補うために米国のロックフェラー財団、フォード財団などが中心となって推進した〈緑の革命〉（発展途上国における〈赤い革命〉に対抗するため）がおこります。これは収量の多い作物を品種改良によってつくりだし、灌漑、肥料、農薬、農業機械などを使って集約的におこなうもので、いわば農業の工業化でした。これによって確かに農業生産性はあがったのですが、多くの弊害もありました。畜産におけるブロイラー育種と共通するものです。こうした集約的な農法は必然的に伝染病の被害を受けやすくなり（数年前の鳥インフルエンザ流行は記憶にあたらしい）、そのため、農薬や抗生物質の大量投与が必要となり、カーソンの『沈黙の春』に指摘された状況を生みだすことになりました。さらに最近では、遺伝子組み換えによる作物の品種改良がおこなわれるようになっていて、それ自体の問題を抱えています。しかし、それについては9章でくわしく検討することにします。

(2) エネルギー

生産性の拡大にはエネルギーの供給が不可欠です。人類の初期のエネルギー源は太陽・風力・水力を別にすれば燃料としての木材が主たるものでした。こうした天然資源の利用にはつねに環境破壊の懸念がつきまといます。木材は家屋や船の建築用材や家庭用燃料として広汎に利用されただけでなく、古代の神殿や宮殿を築くレンガを焼くため（そして後世では武器や農具をつくる製鉄のため）に大量に消費されました。メソポタミア文明は、森林破壊が原因となった塩害のために農業が疲弊して滅んだと言われており、ギリシアをはじめとする地中海文明は森林破壊のために滅びましたし、中国でも、森林破壊が原因となった黄河の氾濫によって将来にわたって苦しめられることになります。また巨石文化で有名なイースター島も明らかに森林破壊によって滅んだのです。早ければ四～五世紀、遅くとも一〇世紀にポリネシア人が入植してから人口の膨張とそれにともなう森林破壊、ことに巨石文化（運搬には、丸太材を並べたいわゆるコロを使ったので、大量の材木が必要でした）の維持のために、亜熱帯のそれほど生産性の高くない森林を荒廃させたこと、地力が衰え、水産資源も乱獲によって枯渇し、最後には住む家さえつくれなくなり、最終的に一九世紀に滅んだことが花粉分析によって明らかになっています。

産業革命以降、生産力の拡大は主として動力革命として進行します。人力・風力・水力・畜力から、蒸気機関の発明を介して、石炭・石油・電力・原子力とより効率的な動力に変換されることによって、産業の主力は農業から鉱工業へと移っていきます。ここで鉱山開発にともなう鉱害や大気汚染など、いわゆる公害問題がはじめて浮上してきます。公害問題については、11章でくわしく説明します。

エネルギー源としての石油や原子力はきわめて効率のいいものですが、事故を起こした場合には、数多くのタンカー座礁事故や、油田火災、原子力発電所事故などの例に見るように、人間のみならず周囲の生態系にも大きな影響を与える危険性をはらんでいるのです。ここでは、安全性とリスク管理が生命倫理の大きな課題となります。現在では、地球温暖化問題によって火力発電に対する評価が厳しくなる一方で、原子力発電への再評価が世界的に起きていますが、慎重な検討が必要でしょう。

(3) 情報

正確な情報を時間と空間を超えていかに正確にしかも速やかに伝えられるかは、技術文明の発展にとって重要な条件です。まず紀元前四〇〇〇年ころにメソポタミアで文字が発明されます。これは話し言葉に比べて、記録性、正確性が格段にすぐれていますが、読む人間が限られ、また書き写すときの誤写の危険性があります。一五世紀のグーテンベルクの印刷術（じつは木版印刷術はすでに八世紀の中国で発明されており、紙そのものも中国から八世紀ころにヨーロッパに伝わったものです。ただ中国では大きな発展がみられなかっただけです）によって、大量印刷が可能になり、当初印刷されたのはもっぱら聖書ですが、ヨーロッパ全体の知識水準を高め、近代科学技術の土台を築くことに貢献します。そしてこれが、宗教改革の引き金となります。

一九世紀に入って電信、電話という電信技術、写真、映画という映像技術が加わり、さらに二〇世紀に入ってラジオ、テレビという形で情報技術が家庭内に浸透してきます。そしてとどめは一九九〇年代以降のインターネットと携帯電話の普及です。情報の質、情報量、伝達速度という面で著しい改善がなされていったわけです。

この発展を、情報の受け手という観点からすると、少数から多数（マス）への移行、つまり一つの情報を受け取る人間の数が増えていくことがわかります。太古のパピルス文書や手書き文書は王侯貴族など一部の人間しか見ることができないものでした。印刷術によって書物が普及しても買うことができる人が限られ、そもそも文字が読めない人には利用できません。それが、ラジオやテレビになると誰でも情報を受けとることができるようになります。しかし情報の発信源は少数の放送局です。いってみれば上意下達の構造です。ところがインターネットや携帯電話は個人が情報を発信することができるようになりました。世界中の人間が一対一でコミュニケーションすることが原理的に可能になったのです（ただし機器の普及率の地域差を考えると現実にはそうとはまだ言えず、貧富の格差に起因する情報格差が存在するわけです）。この側面ではみごとな情報の民主主義が進行していると言えます。

こうしたいいことずくめのように思われる情報革命にもまた、災いの芽はあります。誰でも手軽に利用できるということは、誰もが簡単に悪用できるということと表裏の関係にあり、情報セキュリティにおける危険、すなわちハッカー、ウイルス、サイバーテロなどという固有の問題を抱えていることは言うまでもありませんが、この進歩は社会学的にも大きな問題をはらんでいます。インターネットや携帯電話のように情報伝達が個人化することによって、共同体の構造が大きな変質をとげてしまったことです。

先ほど述べたようにかつては情報の受け手も送り手も限られていました。人々は情報を得るために限られた場所に集まらなければなりませんでした。かつての村落における祭り、巡業、若者宿、都市の酒場、町に掲示された高札といったものは情報収集の場でした。ラジオやテレビの時代になっても、保有者が少数であれば、そこに人が集まります。家庭においても茶の間に一台の時代には、そこに家族のコミュニケーションの場が成立していました。しかし、テレビ・パソコン・携帯電話などを一人ひとりがもつようになった今日では、情報を共有する場、コミュニケーションの場がなくなってしまいました。このことが意味するのは情報が公開の場で批判にさらされることなく、客観的な評価を欠いたままで、少数の個人のなかでループしてしまう危険性です。同時に、肉体を通して知識を学ぶ機会もまた失われます。こういう社会のなかでは、引きこもりというような病的現象が生まれるのは、ほとんど必然と言っていいでしょう。

（4）交通

交通は生産と消費をつなぐ環であると同時に、人間や物品の往来を通じて情報の交換に役立ちます。陸上で最も重要な手段は最初は徒歩であり、ついで馬や馬車、海上では船が交通の主役をつとめます。メソポタミアで発祥した人類文明が東西へ伝播したのはそうした交通を通じてだったと思われます。ジャレド・ダイアモンドは、『銃・病原菌・鉄』という本のなかで、地理的な障壁のために東西間の文明の伝播は容易なのに対して南北間の文明の伝播が困難であることを指摘しています。

交通の歴史で世界史上最初の大きな出来事は、一五世紀にはじまり一七世紀にまでおよぶ大航海時代です。コロンブスやヴァスコ・ダ・ガマといった人々の名前と結びつけられるこの時代の技術的前提となったのは、羅針盤、クロノメーター（船舶用時計）、地図学、帆走技術、および小銃や砲艦などの軍事技術です。

大航海時代をもたらした社会的背景についてここでは詳しく述べませんが、この時代に、ヨーロッパは南北両大陸やオーストラリア、東南アジアを「発見」し、植民地化していくのです。ヨーロッパ人は圧倒的な軍事力の差で先住民を征服していきます（そのあたりの詳細は『銃・病原菌・鉄』に詳しく書かれています）。実は兵力よりもむしろヨーロッパ人がもちこんだ病原菌［インフルエンザ、天然痘、チフス、ペスト］が先住民を苦しめたのです。これが異文化交流のもつ負の側面の一つです。ヨーロッパ人はアメリカ大陸からジャガイモ、カボチャ、インゲン、トウモロコシ、トウガラシ、ワタ、タバコなどの貴重な栽培植物をもらったお返しに、ありとあらゆる病原菌をもちこんだのです。梅毒だけは例外で、コロンブスの一行がハイチ島から持ち帰り、まず一四九三年にスペインに広がり、フランス王シャルル八世がイタリア遠征したときにスペイン人傭兵からひろがり、九五年にナポリで爆発的流行をみて、フランス人はこれをナポリ病、イタリア人はフランス病と呼ぶことになります。この当時ヨーロッパは戦乱に明け暮れ、売春が隆盛をきわめていたため、あっというまにヨーロッパ全域に広まります。そのあと航海者たちによって、インド、一六世紀には中国、日本にまで広がるわけです。

産業的な視点からみれば、交通は原材料の生産地と製品の市場との距離を縮める手段です。したがって、交通の発展は生産性の拡大に直結するものです。陸上交通は一八世紀の蒸気機関の発明以後、鉄道、自動車、そして二〇世紀に入ると飛行機、ロケット、超音速旅客機とその速度を増していきます。これらの発達が近代産業に果たした役割は非常に大きなものですが、やはり騒音、排気ガス、環境破壊といった固有の問題を抱えています。もう一つ、生命倫理に関連して見逃せないのは、こうした高速交通システムが、病気の高速伝播ルートにもなっていることです。さきほど梅毒の例を述べましたが、エイズはもともとアフリカの風土病でしかなかったものが、あっというまに世界中に広まりました。感染者が素早く移動するからです。インフルエンザが典型的な例ですが、いったん流行が始まると、相当に厳しい検疫体制をとらないかぎり、世界的な流行をおしとどめるのは簡単ではありません。

一九七〇年代にはデング熱などのウイルス病を媒介するヒトスジシマカがアメリカで大発生しました。調べてみると、アジアから輸入された古タイヤに産みつけられたボウフラが原因だったのです。オーストラリアでは、実際にデング熱の流行を引き起こし、多数の子供が犠牲になりました（現在では古タイヤの輸入は厳しい管理のもとにおかれています）。西ナイル熱はカが媒介する致命的なウイルス病ですが、アフリカ、地中海、インド西部でしか流行していなかったものですが、これが一九九九年にアメリカのニューヨークで突然大流行します。ウイルスをもったカ（アカイエカ）がどうしてニューヨークまでやってきたのか不明ですが、最も可能性の高いのは飛行機に紛れ込んだカが運ばれてきたのではないかという説です。

文明の誕生以来、人類は病気と闘いつづけ、一つを克服するとまた別のものが登場するというイタチごっこをくりかえしてきたのですが、さらなる技術文明の発達が新たな驚異を生みだす可能性をはらんでいることを心にとどめておいてください。力づくで病気を抑え込むことは短期的には可能でしょうが、長い目でみれば、自然との調和のとれた共存が最も安全な解決策なのですが、それは進歩の停滞ないし後退を意味します。人類は果たしてその道を選ぶことができるのでしょうか。

4　近代化に潜む危機と希望

人類はまず農業技術の改良によって生産性を拡大し、その後はエネルギー技術、工業技術、運輸・情報技術の発展によって、今日の近代社会を築き上げたわけです。その根底には大量生産・大量輸送によるコストの削減があります。それには規格の統一が必要となります。機械化による規格の統一は職人の名人芸を不用にし、大量の労働者の供給を可能にしただけでなく、部品の互換性によって、いつどこでも修理ができるようになります。ちなみに、部品の規格化が最初になされたのは一八世紀末の米国のエリ・ホイットニーのマスケット銃でした。第二次大戦後の日本の発展においても一九四九年に制定された日本工業規格（ＪＩＳ）

の役割が大きかったのです。規格の統一は大量販売にも不可欠です。最近ではビデオのＶＨＳ方式とベータ方式、次世代ＤＶＤにおけるブルーレイ方式とＨＤ ＤＶＤ方式の規格争いがその例です。

生産におけるオートメーション化はチャップリンの映画『モダンタイムス』に見られるような、労働の疎外や個性の喪失、あるいは社会的には労働者の職場の縮小というマイナス面をもっています。

農業における近代化については9章でもっと詳しく述べますが、少数の家畜や作物を大量に飼育栽培することによって生産効率を高めるものです。そのためには農薬・肥料などの管理が必要になり、環境汚染の原因になるだけでなく、生態系の単純化をもたらし、それが長期的には重大な影響を及ぼす危険性があります。その警鐘というべき事例は、二〇〇六年以降、北半球で起こっているミツバチの大量死です。さまざまな原因が候補としてあげられるわけですが、生態系の画一化すなわち生物多様性の喪失が主犯ではないかと考えられています。

近代資本主義の発展はいろいろな面で、こうした少品種大量生産方式に乗っかってきたわけですが、この方式の最大の問題は大量消費を前提としていることで、必然的に資源の無駄な消費、資源の枯渇につながる要素をはらんでいます。そして、つねに新しい消費を必要とするいわばネズミ講的な方式なわけです。こうした問題を軽減するには、多品種少量生産方式への転換が必要でしょう。幸い現在では、超小型電子回路（ＩＣ）やリチウム電池、発光ダイオード、高性能セラミックなど基幹となるモジュール的な部品の規格化が進んでいるので、特定の製品を大量生産することなしに、低コストで多品種をつくりだすことが可能です。こうしたところに技術的な未来を期待することができるでしょう。

5　科学技術と社会

最後に、科学や技術が与える思想的な影響について、考察しておきましょう。科学の理論が人々の考え方に影響を与えたもっとも重要な例は地動説と進化論です。地動説は地球が宇宙の中心ではないことを明らかにし、進化論は人間が神に選ばれた特別な存在ではないことを示すことによって、ヨーロッパ人の世界観に深刻な影響を与えました。それはある意味で『聖書』の記述を否定するものだったからです。ニーチェが神は死んだと表現したように、科学の進歩は神が存在する根拠を奪ってしまったのです。

技術は、科学とはちがって、具体的なモノを通して人間生活に影響を与えるのですが、同時に精神にも影響を与えます。一三世紀ころから機械時計が出現し始め、一七世紀に振り子時計が完成するのですが、これらの機械時計は、機械的な生命観のシンボルとしてヨーロッパ人の精神に大きな影響を与えました。時間が神や自然の手から機械の手に移り、人間はこの人工的な時間に支配されていくようになるのです。１章で、遺伝子組み換え実験の成功が、生命倫理の誕生に大きな影響を与えたと述べました。生命が操作できるものであるという認識は進化論が提示した観念を現実化し、生命を物質とはちがう特別なものだというそれまでの観念に衝撃を与えました。

もう一つ、軍事技術の歴史から一つのエピソードを紹介しておきましょう。それは、機関銃の発明がもたらした意味です。『ラストサムライ』という映画を観た人は多いと思いますが、あそこには、刀と銃、銃と機関銃の関係がよく表れています。最後の方で形勢がはかばかしくないのを見た大村大将が反乱軍（トム・クルーズと渡辺謙に率いられた）に向けてガトリング銃の発射を命じ、もと侍の将校が躊躇を見せる場面があります。あの画面にはっきり描かれているように、機関銃（ガトリング銃）は戦争を一対一の殺人から、無差別殺戮への大転換、武士道から近代戦争への転換を象徴するものだったのです。殺す側に、殺される人間の顔が見える、血しぶきが見える、苦悶の表情が見えるということは、殺すという行為にとって大きな心理的・倫理的抑制を与えます。しかし機関銃の出現は様相を一変させてしまいました。機関銃になると弾は誰に当たるかわからないわけです。殺される人間の顔が消えてしまうのです。

武士が銃、とくに機関銃を潔しとしなかったのは当然ですが、一九世紀後半に機関銃が実用化されても騎兵戦を重視するヨーロッパの軍人たちも、それを野蛮なものとして拒否します。彼らにとっては、大砲と騎兵による戦争こそが正しい戦争のやり方だったのです。大砲は人間を撃つのが目的ではなく、城壁やバリケードを破壊して進軍するための手段であって、大量殺戮兵器ではなかったのです。したがって機関銃は最初のうち、もっぱら植民地の防衛とアメリカの自警団などで威力を発揮していたのです。銃もそうですが、機関銃も基本的に防衛的な武器で、接近戦で使えないので攻撃の際にはあまり有効ではないのです。戦場に機関銃が本格的に登場するのはやっと第一次世界大戦（一九一四年）になってからのことです。

機関銃の歴史的意味は重大で、機会さえあれば誰でも撃てるという意味で、伝統的な軍人階級（日本でいえば武士）を無用のものにし、何よりも、大量無差別殺戮という軍拡競争の火蓋が切っておとされてしまったことです。これ以前は戦争には儀式的な要素があり、第一次世界大戦など、休戦中に敵味方どうしが交歓するというようなこともあったのです。しかし、このあとは、いかにより強力な兵器をもつかという方向へ一挙に転換が起こります。機関銃に対抗するための戦車、戦闘機、爆撃機、原水爆、ミサイル、あるいは生物化学兵器と果てしなく拡大していくわけです。殺す相手を生身の人間としてではなく単なるモノとみなすこの戦争観こそ、人間が開けたパンドラの箱の正体かもしれません。そして、これは生命倫理の根幹にかかわる問題だったのです。

3章

生命観の歴史

生命とは何かというのは、生命倫理を考える場合に避けて通れない問題です。脳死論争に関しても、日本人の死生観が大きく関係していました。実際、諸外国に比べて、日本における臓器移植の数が少ないのは、死後の肉体を傷つけたくないという意識が強く影響しています。現代科学の立場から言えば、生命は生物が生きているという状態に付随する現象であって、心（魂）と肉体は不可分であり、死後の生命を認めることはできません。しかし、近代的な文明にどっぷりと浸かった現代でも多くの人が魂の存在を信じています。その具体的な現れを映画のなかに見ることができます。

1　映画のなかの生命観

『エイリアン』と『ターミネーター』は、よくできたSF映画です。続編が次々とつくられた人気シリーズなので、ほとんどのみなさんが一度は観たことがあるでしょう。どちらの映画も、狂言回しの役をするのが、この世ならぬ異界の生命体だという共通点があります。『エイリアン』では宇宙空間からの、『ターミネーター』では時間を超えた未来からの生命体です。しかし、生命観という点で非常に興味深いのは、その生命体がいずれも最後には、骨組みだけの肉体という姿で登場することです。

『エイリアン』シリーズでは、クライマックスはつねに、恐竜の骨格をモデルにしたと思われるエイリアンと、シガニー・ウィーヴァーが演じる女主人公の対決シーンです。観ているときにはそんなことを思いもしないのですが、後でよくよく考えてみると、骨格だけの生物がどうして動けるのか腑に落ちません。筋肉なしに骨格だけで動くなどは力学的にはありえないことです。『ターミネーター』の場合も同じことで、アーノルド・シュワルツネッガー扮するところのターミネーター（第二回以後は役が悪玉から善玉に変わり、三ではクリスタナ・ローケンという女優が悪役を演じています）も、最後には金属の塊（のように見える）だけになって動きまわります。さらに不思議なのは、これらの骨格生物は、いくら銃弾を浴びせかけられても、火炎に焼き尽くされても、あるいはトラックに轢きつぶされても死なないことです。いったい、彼らの生命はどこにあるのでしょう。

どうやら、肉体とは別個に不死の魂があって、それが肉体を動かすという、きわめて伝統的な考え方が前提になっているらしいのです。そう思ってみると、死んだ肉体が甦って動き出すというのは、アメリカ映画のお得意の主題で、『十三日の金曜日』シリーズやゾンビ物、あるいは無数のB級ホラー映画はみなその類いと言えます。

しかし、『エイリアン』や『ターミネーター』が特異なのは、その肉体が最終的に堅固な骨格ないし金属塊として表現されることです。肉体には、筋肉、血液、臓器、皮膚その他が含まれているのですが、『エイリアン』ではそういったものすべてをそぎおとして骨格だけで肉体を代表させています（粘液のようなものだけが例外ですが）。『ターミネーター』の方はアンドロイドなので金属製の外皮のなかに配線や力学的な筋肉装置が隠されていて、実際にそういう映像もでてくるのですが、戦闘シーンでは自在に変形してそれを感じさせず、人間の形をした金属の塊が動きまわるようにしか見えません。これはある意味では、最も素朴な生命機械論の思想を表しているものと言えるでしょう。不滅の魂という伝統的な生気論的発想と極端に機械論的な身体観、この奇妙で、アンバランスな取り合わせこそ、現代の大衆の生命観の象徴と言えるかもしれません。

ところが、現代医学の根底にあるのは機械論的・還元論的な生命観です。近年、ストレスや笑いなど、精神が病気におよぼす影響の重要性が認識されるようになってきていて、機械論的な生命観だけでは病気に完全には対処できないといった指摘がなされ、代替医療やホリスティック（holistic）医学などが提唱されています。生命倫理ではそういった側面も考慮しなければなりませんが、そうした療法の一部に有効なものはあるとはいえ、多くは科学的根拠のないもので、とても近代医療に代わりうるものではありません。むしろ、詐欺や悪徳商法の餌食になる場合が多いのです。いずれにせよ、現代の医療倫理について考察するためには正統医学の実情を理解しなければなりません。そこで、本章の主題は、そうした機械論的な生命観がどのようにして成立したかを見ることです。

2 生命とは

現代的な意味で使われる〈生命〉という言葉は英語の life の訳語であり、ふつうの日本語で言えば、〈いのち〉と〈生き物〉の両方の意味を含んでいるので、翻訳のときにはいつも悩ましいわけです。したがって、「生命とは何か」という問いには二つの面から考える必要があります。一つは、〈いのち〉のある状態（生）とない状態（死）はどこがちがうのかという問いであり、もう一つは、〈いのち〉をもつもの（生物）ともたないもの（無生物）はどこがちがうのかという問いです。いずれも生命観に深いかかわりのある問いです。

この二つの問いに対しては、古代ギリシア以来、いや人類の誕生以来、古今東西の哲学者・思想家が取り組んできたわけです。そこでまず古代ギリシア人の生命観がどのようなものであったかを見ていきたいと思います。実は古代ギリシアというのは思想や哲学のデパートのようなところで、後世のあらゆる考え方の原型があります。あとで述べる生気論と機械論もあり、物理学でいえば原子論もありました。したがって古代ギリシアの生命観ということは一概に言えなくて、ピュタゴラスの、アリストテレスの、プラトンの、というふうに言わないとならないのですが、哲学の本ではないので、個々のテーマに関連して述べる以外には、深く立ち入ることはしません。その代わりに、ギリシア時代の平均的な生命観をうかがい知るために、使われていた言葉を見ておきたいと思います。

生命に関係したギリシア語には、1章にも出てきたビオス（bios）のほかに、ゾエ（zoe）とプシュケ（psyche）の三つがあります。ビオスは英語のバイオの語源であり、生命のあり方つまり生き方、あるいは生きている状態を指します。問題は残りの二つ、ゾエとプシュケです。ゾエは主として動物の命の意味で使われたことからもうかがえるように、生きて作用をおこなう生命、つまり肉体としての生命を意味しました。死ぬとその作用が止まることになりますから、死に対比させて使われることが多い言葉だったようです。

プシュケはラテン語ではアニマに相当するもので心理学（サイコロジー）の語源です。現代英語ではソウル、つまり心、魂と訳されます。しかし古代ギリシアでは、もう少し即物的なニュアンスが強く、息という意味があり（アニマもそうです）、生命と息が同じものとみなされていたのです（日本語でも、「息の根を止める」とか「息を引き取る」とかいった表現にみられるように、「生き」と「息」は密接な関連があります）。要するにギリシア時代にはこのように、「作用・肉体としての生命」と肉体を超えた「霊魂としての生命」が区別されていたわけです。もう一つ重要な言葉としてプネウマ（pneuma）というのがあります。これはふつう生命精気と訳されますが、今風の流行言葉で言えば、「気」に近いものです。これについては、つぎのガレノスのところで説明しましょう。

3　ガレノスの生命観

ガレノス（一二九－一九九）という名前を聞いたことがおありでしょうか（英語ではGalenです）。現在のトルコのベルガモンというアスクレピオス神殿の遺跡で有名な都市で活躍した医者・哲学者です。ギリシア医学を集大成したガレノスの体系は、ルネサンスまで西洋医学を支配していました（現在から見れば多くの誤りがあり、中世においてはむしろマイナス面が大きかったのですが）。したがって、後世に影響を与えたという意味での古代ギリシアの生命観はガレノスを見ればいいということになります。彼は、ヒポクラテスの熱烈な信奉者でしたが、アリストテレス（万物の性質は冷・熱・乾・湿の四つ要素の組み合わせによると考えた）やプラトンから受け売りしたところも多く、もちろん独自の見解もあります。ガレノスの生命観は現代人から見れば、いろいろ矛盾もあるのですが、特徴的なところを、少しだけ述べておきましょう。

ガレノスでいちばん有名なのは四体液説です。人間には四つの体液、すなわち血液、粘液、（黄）胆汁、黒胆汁があり、その配合によって人間の気質が変化し、調和の不具合が病気をつくると考えました。血液は心臓でつくられ、多血質の人は性格が外向的。粘液は脳でつくられ、粘液質の人は冷静沈着。胆汁は肝臓でつくられ、胆汁質の人は気が短い。黒胆汁は脾臓でつくられ、憂鬱質の人は内向的といった具合です。ここから瀉血《しゃけつ》という治療法が生まれました。瀉血は、西洋では一九世紀末まで、もっとも一般的な治療法としておこなわれ、チスイビルをつかって血を吸わせるという方法もありました。現在では特殊な症例を除いて使われることはありません。四体液のなかで血液は別格でプネウマ（生命精気）をもっていると考えられました。ガレノスによれば、プネウマの素は空気に由来し、肺で精製されて、心臓でプネウマが形成されて血管を通じて全身に送られるということです。このプネウマが脳に入るとプシュケ（または動物精気）になって、神経を伝わるということです。もうひとつ肝臓に栄養をつかさどるプネウマもあると考えていたようです。

4 病気観の変遷

ガレノスの四体液説がでましたので、ついでに、ちょっと脱線して、生命観の裏返しとしての病気観について概観しておきましょう。古代人はだいたいにおいて、病気を神による懲罰ないしは悪行のたたり（悪霊がつく）であるとみなしていました。古代バビロニアでもそうですし、古代の中国や日本でもそうです。そうなると医師というか呪い師の役割は、何のあるいは誰のたたりであるかを特定し、除霊、鎮魂、贖罪の儀式をおこなうということになります。反対にブードゥー教のように、呪いをかけて、人を病気あるいは死にいたらしめようとする考え方もここから出てきます。

キリスト教が普及するヨーロッパでは、病気が神からの試練ないしは神の存在の証だとみなされるようになり、病人はひたすら信仰を深めることによって、克服しようとつとめることになります。

一方、中国では病気は、陰陽五行説にもとづき、陰陽の気の乱れであると考えるのが主流となります。ある意味では、ガレノスの体液説に似ているとも言えます。治療法は漢方薬や鍼灸術によって、この気の乱れを正すという考え方になります。いずれにせよ、機械論的・還元主義的な近代西洋医学に比べて生気論的・全体論（ホリスティック）的な傾向の強いものです。

伝染病についても、神のたたりや試練とする考え方はありますが、こちらは特定の個人ではなく、集団を無差別に襲うので、個人の責任に帰すような病気観は成立しにくくなります。また、病人に触れることで病気が伝染するという事実に人々は遅かれ早かれ気づきます。やがて、伝染病は不潔な場所から生じるミアスマ（miasma）が原因で、伝染する媒体としてコンタギウム contagium というものが考えられるようになります。伝染病は戦争において勝敗を左右する重大な問題なので、とくに国家によって真剣に取り上げられ、このミアスマやコンタギウムの実体を明らかにしようという努力が近代西洋医学の衛生学や細菌学を生むことになります。

5　生気論の系譜

時代の移り変わり、科学・技術の発展にともなって、生命とは何かという問いへの答えはさまざまに変化してきたのですが、基本的には、生命観を、生気論的な見方と機械論的な見方に大別することができます。おおざっぱに言えば、生気論は、生命を維持しているのは物質には還元できない特別な生命力（アニマ、生気、精気、霊魂など、さまざまな言葉で呼ばれる）であるというのに対して、機械論はすべての生命現象が究極的には物質現象に還元できるという立場です。

生気論は、時代や地域を問わず、あらゆる宗教的な見方の前提になっています。最も原始的な生気論はアニミズム、すなわちすべての自然物に霊魂（アニマ、プシュケ）があるとするもので、日本の八百万《やおよろず》の神などというのもこの範疇に入ります。現在でも世界中の民間信仰にさまざまな形で生き残っています。

しかし、通常の意味で生気論（vitalism）と言えば、生物に生命力があるとするもので、古代ギリシアにおける生気論はアリストテレスによって代表されます。彼は植物、動物、人間にそれぞれ特有の霊魂を区別しました。植物的霊魂は動植物が共通にもつもので、栄養・生殖をつかさどり、消化・排泄・生殖・循環といった器官（植物性器官）がこれによって動かされます。動物的霊魂は運動・感覚をつかさどるもので、感覚・神経・筋肉といった器官（動物性器官）がこれによって動かされます。ちなみに植物状態という言い方は、ここから来ていて、動物性機能が死んで植物性機能しかもたない、ただ生きているだけという状態を指します。人間には、肉体と無関係に理性をつかさどる、いわゆる霊魂を認めます。これがそれ以後の西洋における生命観の基本となり、一七世紀の機械論の登場までつづくわけですが、現在でも冒頭の映画の話に出てくるように多くの人が魂の存在を信じているわけです。

生物を見ていると生命力のようなものを認めたくなるのは自然な感情で、近代に入っても、さまざまに形を変えた生気論が出てきます。一八世紀にはフロギストン理論で有名なシュタール（一六六〇－一七四三）のアニマ説、ドイツの生理学者ハラー（一七〇八－一七七七）の被刺激説、フランスの医学者ビシャ（一七七一－一八〇二）のすべての器官がそれぞれの生命をもつとする主張などがありました。また、一九～二〇世紀にはベルグソン（一八五九－一九四一）の進化についてのエラン・ビタール、発生学者ドリーシュ（一八六七－一九四一）によるエンテレヒーなどの生気論的概念が提唱されています。

もし、精神や心（魂）が肉体とは別のもので、肉体に宿っているのだとすれば、それに関して二つの疑問がでてきます。つまり、それはどこにあるのか、そして死んだらどうなるのかという問いです。

(1) 精神の座はどこにあるのか

精神の座として最も有力な候補者は脳です。心の座が脳にあることをはじめてはっきりと言ったのはヒポクラテスおよびプラトンです。この系譜は、ガレノスや、今では悪名高い骨相学の祖フランツ・ヨセフ・ガル（一七五八－一八二八）による脳機能局在説を経て、現代の大脳生理学へとつながっていきます。しかし、多くの人は心の座は心臓にあると考えていました。漢語・日本語が心臓といい、英語が心のことをハートというのは、その表れです。その元祖はアリストテレスで、ギリシア医学を集大成し、西洋医学の基礎を築いたガレノスも、血液循環の発見者であるウィリアム・ハーヴィ（一五七八－一六五七）もそう考えていました。しかし、皮肉なことにハーヴィが切り開いた近代科学によって、心臓が心の座ではないことがしだいに明らかにされていくのです。

余談ですが、実はもう一つ精神の座の候補があります。それは内臓、とくに肝臓で、「腹（肝）が据わっている」「腹が立つ」「肝を冷やす」「肝がひっくり返る」といった表現がそのことを示しています。おそらく内臓のなかで肝臓が占める大きさからの印象なのでしょう。英語でも gut が同じような意味で使われます。

精神の座という話題に関して興味深いのはデカルトです。デカルトはあとで出てくる機械論の代表者ですが、彼は生物の体は機械にすぎないといいながら、人間だけには特別に魂があることを認め、松果腺（間脳背面から柄のように突きだした光に対する受容性をもつ小体。現在では上生体と呼ばれる。トカゲ類ではこれが頭頂眼になっている）が精神と肉体が交流する場だと考えたのです。

（2）死んだら魂はどこへいくのか

現代の科学的な常識では、心は人間が生きているという状態にともなう随伴現象で、死ねば精神はなくなると考えられますが、現代でもそれに納得しない人が多いことは、これだけ宗教が盛んなことや大衆映画をみれば明らかです。もちろん昔の人々は魂が肉体と別にあると考えていました。すると、死んだら魂はどうなるのでしょう。

その答えは、宗教や文化によって異なります。古代ギリシアや東アジアをはじめ多くの国の宗教では、肉体と魂は分離しうるもので、死は魂の肉体からの離脱、逆に生もしくは誕生は魂が肉体に入ることとみなされるのです。古代日本に見られた殯《もがり》の風習や魂呼び、あるいは鎮魂の儀式というものはそのような観念を背景にしたものです。さらに仏教的な死生観では、魂は人間からあらゆる生物へ転生しうるものでした。これに対してキリスト教では、肉体と魂は分離不可能なもので、死者は肉体をもったまま昇天すると考えられ、しかも魂は人間のみがもつとされました。ここからキリスト教では火葬を禁じることになります。もっとも、原始キリスト教、つまり旧約聖書では、たとえば「エゼキエル書」(第三七章)に、骨に神が息、すなわち霊魂を与えたら人間がよみがえったというような記述がありますから、キリスト教でも古くは心身二元論をとっていたことがわかります。

なお、日本人が臓器移植に対して消極的な理由としてあげる「親からもらった体を傷つけたくない」というのは、次章「臓器移植」で詳しく述べますが、仏教的な生命観というよりもむしろ、儒教の影響でしょう。

肉体が死んでも霊魂は生きているという考え方は、今でも世界的に広く見られ、心霊現象や幽霊の存在を信じる人は多いようです。心情的には理解できますが、残念ながら、科学的にはそれを証明する事実は存在しません。

6 生命の本態を求めて

生命とは何かというのは、人間の生き方の根幹にかかわる問いで、宗教学、文化人類学、社会学、法学を含めていろいろな学問分野からのアプローチが可能です。しかし、自然科学で言えば、それは生物学および医学の仕事です。主として生理学、解剖学、細胞学、そして近年では生化学、分子生物学によって、着々と解明が進められてきました。究極の遺伝物質としてのＤＮＡの発見はその最大の成果です。そして動植物の細胞が細菌共生体であり、生命エネルギーの基本をなす葉緑体とミトコンドリアが細菌由来であるという衝撃的な事実も明らかになっています。ここでは、その歴史について述べることはしません。ただ以下に述べる二つの論争は、生命とは何かについて、その発生という逆説的なアプローチからですが、重大なかかわりがあるので、少し詳しく述べておきたいと思います。

（1）前成説と後成説

これは、個体発生、つまり生物の体が卵からどのようにして形づくられるのかをめぐる論争です。前成説（preformation theory）とは胚の各器官がどのようにできるかはあらかじめ決まっているとするもので、これに対して後成説（epigenesis）は個体発生の過程で順次形成されて単純な形から複雑なものになっていくとするものです。男性優位主義者であったアリストテレスは後成説を唱え、卵子は素材を与えるにすぎず、精子が動力因を与えると考えていました。アリストテレスを尊敬するハーヴィもニワトリの胚発生を肉眼で観察して、時間とともに胚が複雑になることを確かめました（彼の時代にはまだ顕微鏡で精密な観察ができなかったのです）。一八世紀に少数派としてウォルフ（一七三三－一七九四）が植物の発生をもとにして、後成説を提唱します。また発生のオルガナイザーの発見者シュペーマン（一八六九－一九四一）を二〇世紀の後成説論者に数えることもできましょう。

一七世紀に顕微鏡による観察（ニワトリの卵の中に心臓ができているといった）が発達するとともに前成

説が台頭してきます。とくにオランダのスワンメルダム（一六三七－一六八〇）は、チョウの変態を観察し、蛹《さなぎ》の中に成虫が折りたたまれていることを見つけます。これを一般化して、蛹は幼虫の中に、幼虫は卵の中にという入れ子構造になっていると考えました。要するに個体発生とは、卵の中にあらかじめできている成虫が単に大きくなるだけのことにすぎないと言うのです。植物の発芽前の種子に植物のひな型ができているという観察なども前成説に有利にはたらいたわけです。一八世紀はほとんど前成説一色になります。前成説が正しいとすると、一個体の体の中にすべての子孫が埋め込まれていることになりますが、それは卵の中なのか精子の中なのかということが問題になってきます。

前成説論者のうちで、卵の中に成体が入っていると考える人々は卵子論者（ovist）と呼ばれます。今述べたスワンメルダムのほかにイタリア人スパランツァーニ（一七二九－一七九九）や単為発生の発見者ボネ（一七二〇－一七九三）やハラー（一七〇八－一七七七）などがそうです。これに対して、アリストテレス以来の男性優位主義者は、精子のほうが発生の主導権をもつはずだから、精子の中に成体がいるにちがいないと主張します。顕微鏡の発明者であるレーウェンフック（一六三二－一七二三）やオランダの医学者・植物学者ブルーハーフェ（一六六八－一七三八）、あるいは哲学者のライプニッツなどがそうで、精子論者（spermist）と呼ばれました。精子の中にうずくまる小人を描いたハルトゼーカーの絵は有名です。しかし、当然のことですが、観察事実の多くは卵子論に有利で、この論争は卵子論者の圧倒的な勝利で終わります。

現在の生物学ではこういう古典的な前成説・後成説は成り立ちませんが、あえて言えば、前成説は遺伝子決定論、後成説は環境決定論と類似性があると言えます。遺伝子の本体としてDNAが明らかになったことは前成説的な見方に有利なように見えるかもしれませんが、実際には近年、遺伝子発現がさまざまな形で環境および遺伝子相互の影響下にあることがあきらかになり、個体発生に関しては後成説的な考え方の重要性が再認識されるようになっています。転写後の分子的な修飾が重要だとするエピジェネティックスが現代の分子遺伝学の最先端になっています。要するに、個体発生は遺伝子によって決まるけれども、遺伝子だけで決まるわけではないということです。遺伝子についてのくわしい解説は7章で述べましょう。

（2）自然発生説論争

自然発生というのは、親のいないところで、生命が生じることを言います。なにもないところにカビが生え、汚水にボウフラがわき、腐肉にウジがわいてくるといった現象から自然発生説が唱えられました（コムギと汚れた洗濯物をおいておくとネズミが自然発生するという説さえありました）。この論争は前成説・後成説と微妙な関係があり、一般に前成説論者は自然発生説に反対で、後成説論者は好意的でした。なにもないところから生物が生じるというのは、後成説と通じるところがあるからでした。

自然発生説はアリストテレスが最初に提唱したもので、要するにきちんとした観察がなされなかった、できなかったから生じた誤りです。一七～一八世紀になって顕微鏡による観察が可能になると、異論がではじめます。最初に批判したのは、イタリアの医学者レディ（一六二六－一六九七）です。レディは一六六八年に、肉を入れた容器を清潔なガーゼで覆えばウジがわかないことを示して、ウジはハエが卵を産みつけるからわくのだとして自然発生を否定しました。これに対して、生物の体をつくる物質には生命力があると信じるイギリスの微生物学者ニーダム（一七一三－一七八一）は、ヒツジの肉汁を加熱して容器を密封しても時間がたてば微生物がわいてくることを示して反論します。今度は前成説にも登場したイタリアのスパランツァーニは、ニーダムの実験に不備があり、微生物が混入したのだとし、長時間の煮沸ののちに厳密に密封すれば微生物が出現しないことを示しますが、ニーダムは長時間煮沸のために生命力が損なわれたのだと反論して、論争は決着がつきません。一八世紀後半から一九世紀にかけてさえ、モーペルテュイ、ラマルク、ネーゲリ、ヘッケルといった大物が自然発生説（神による創造を否定するという側面もあって単純ではないのですが）を支持していました。

最終的な決着は一九世紀後半に、発酵の研究で知られるパスツール（一八二二－一八九五）によってなされます。パスツールは大気中にある生命力が自然発生をもたらすとするルーアンの博物館長プーシェと論争をつづけ、一八六二年に有名なスワンの首フラスコを使った（空気は通れるけれども微生物は通れない）巧妙な実験によって、自然発生を完璧に否定したのです。

7　機械論の発展

さて、いよいよ機械論（mechanism）の登場です。もともと機械論とは、生物を一種の機械と見立てる態度のことですが、かなり多様な考え方が含まれており、時代とともにその内容は変化していきます。すでにギリシア哲学者のあいだにも機械論的な見方があり、たとえばエピクロスは霊魂と身体の区別を認めるが、両者の違いは原子の配列パターンの違いにすぎないとしていました。ここでいう原子は、デモクリストスのいう意味での原子なのですが、あらゆる物質を構成する究極・最小の単位という点で、現代物理学でいう原子の原型となるものでした。デモクリストスは、原子それ自体としては人間が感知できる性質をもたないが、原子の挙動から物質のあらゆる性質が生じるというきわめて機械論的な立場をとっていました。しかし、もちろんこのような考え方はギリシア哲学における圧倒的な少数派でしかありませんでした。

生物を機械とみなすような考え方が台頭するのは、一七世紀のヨーロッパであり、それはちょうど社会において機械が重要な地位を占めはじめる時期と一致します。すなわち、建築技術や大砲術の基礎となる力学の発展、生活の場への機械時計や産業機器の進出、ガリレオらによる天文学の革新、航海術の進歩、解剖学の隆盛とハーヴィの血液循環論などが機械論的な自然観を育む土壌でした。そこに登場するのがデカルトで、デカルトこそは、生命現象を分析的な科学の対象とする方法の確立者であり、根本的な考え方という点では、あらゆる近代科学はデカルトの延長線上にあるといっても過言ではないのです。

デカルトの自然観のモデルとなった機械は力学的なものであり、彼は生物を〈ゼンマイを巻いた自動機械〉であるとしました。いうならば、心臓をポンプ、肺をふいご、胃を摩砕機、腕を起重機、神経を配線（ワイアー）とみるような身体観でした。デカルトは人間には例外として魂を認めますが、『人間機械論』で知られるラ・メトリ（一七〇九－一七五一）はさらに徹底して、人間も動植物と同じただの機械にすぎないと主張しました。このような身体観はロボットや人造人間という発想につながるものであり、現代医学においても人工臓器や臓器移植の考え方の根底にあるものといえます。

しかし、このような単純な機械論で生物を理解しつくせるはずがないことは誰にでもわかるでしょう。手足の動きや心臓の拍動といった力学的な運動の説明はつくが、その運動を生み出すエネルギー源については説明できません。ゼンマイが一応その役割を果たすとしても誰が巻くのかという問題が残ります。そもそも、生理学的な現象のほとんどは物理的というよりはむしろ化学的なものですから、力学だけで説明するのはどうしても無理があります。そこで次に一八世紀になると、運動のエネルギーに力点をおいた機械論が登場してきます。この機械論における機械のイメージは、石炭を食ってそれを燃やして走る蒸気機関車であり、それを支えたのは、呼吸や燃焼に関する化学・エネルギー論の確立でした。生物学の分野では、これはあらゆる生命現象を物理化学的な過程に還元する生理学や生化学の発展を促すことになりました。

二〇世紀になると、機械論は第三の段階に入ります。この段階では、量子力学、熱力学の発展、オートメーション方式の普及、情報理論の導入などを背景にして、機械に対するイメージが変わります。ここでモデルとなるのは、自動制御機械です。すなわち、一つの生物体は、分子機械としての細胞を単位とする複雑な機械システムとみなされるようになったのです。近年のすぐれたロボットは、こうした考えに立ったものです。このように、機械論的生命観は、時代の推移とともに、機械に対する人間のイメージの変化に対応する形で変化してきているのです。

さらにヒトゲノム計画以降の分子生物学的研究は、生物がＤＮＡの遺伝子情報のみによって一義的に決定される機械的な存在ではなく、多様な生体分子間の複雑な相互作用、フィードバックのもとに成立する動的なシステムであることを明らかにしています。つまり静的な機械から、自己組織化する複雑系という見方が有力になりつつあるのです。

8　生命観の未来

今日の科学的な生命観は広い意味でこの第三番目の機械論で、生物学や医学の現場に携わっている人のほとんどはこの立場にたって研究をすすめているはずです。しかし、人間の思考や感情、想像力といったものが、本当に物理化学的な現象として説明できると断言できる人は少ないでしょう。そう言い切るには、人間の心の作用はあまりにも複雑で特殊なもののような気がするからです。けれども、怒りや悲しみといった感情についてさえ、脳の視床下部の特定の場所を刺激することによってつくりだせることが明らかになってお り、物質現象として説明できない領域がしだいに狭められつつあるのは事実です。その領域が最終的にゼロとなるか、あるいはなんらかの非物質的な原理が残るのかは、今後の科学と哲学が解くべき課題でしょう。

心が物質現象に還元できるかどうかはさておき、心と肉体が異なった原理によって動くものであることはまぎれもありません。だからこそ、肉体については解剖学・組織学・病理学・生理学などが、心については心理学や精神医学がそれぞれの原理を追究してきたのです。同じ機械論といっても、肉体については力学的、化学的なタイプのものに、心については、自動制御機械的なものに比重がかかってきます。しかし、未来の機械論は心と体を一つの全体として理解できるような、言い換えれば、生気論をも包含するような〈機械論〉となることが期待されるのです。

肉体と精神の問題で重要なのは心身相関です。そのことを明白に示すのが、プラシーボ（placebo）とノシーボ（nocebo）という現象です。近代医学の立場からすれば根拠がないように思えるのですが、今でも多くの人が困ったときの神頼みで、さまざまな迷信や民間医療に頼っていますが、不思議なことにある程度の効果があり、実際に病気が治ってしまうことがあります。

近年、このメカニズムとして病気における心理的効果の重要性が解明されつつあり、いわゆるプラシーボ効果、あるいはプラセボ効果と呼ばれるものに免疫システムの活性化がかかわっていることがわかってきています。その実体についてはまだまだ不明の部分が多いのですが、サイトカインなどの免疫分子が関係しているようです。薬の効果を確かめる二重盲検法というのはご存じだと思いますが、プラシーボというのはそのときに使われる偽薬のことです。多くの薬では、本物とプラシーボで効果に変わりがないことがあります。つまり薬を飲んだという自己暗示が体の免疫系を活性化するために、偽薬でも効果があるのです。最初に飲んだときに少しでも状態がよくなると、それが効くという暗示がさらに効果を高めるのです。また笑うことが治療に有効なことや、同じ癌にかかっていても、一般的に楽天的な人のほうが悲観的な人よりも死亡率が低いといった統計的結果も出ています。

逆になんの毒性もないのに、病気を心理的に引き起こすのがノシーボです。もっともわかりやすい例は、鯖《さば》アレルギーの人に別の魚を食べさせたあとで、いま鯖を食べましたよと言ったとたん、全身に蕁麻疹ができるといった場合です。心理的ストレスが病気を引き起こすことは胃潰瘍などで明らかですが、ブードゥー教の呪いの場合にも、呪いをかけられた人は恐怖のストレスで、心臓麻痺を起こしてしまうということがあります。このように、暗示が健康を大きく左右するという点で、心と体の関係は非常に微妙で、単純な機械論ではおさまりきれないものであり、現実的な医療を考える場合には、無視できない要素なのです、

『二〇〇一年宇宙の旅』のコンピューター〈ハル〉は、自分の意思をもち、人間に反乱します。このことは高度な複雑さを備えたコンピューター（つまり機械）が人間と同じ精神的・知的能力をもつだろうという考えを示しています。しかし、きわめて逆説的なことに、この機械は、機械本来の機能、つまり人間の手足の延長として人間の代わりに働くという能力をもたないのです。〈ハル〉が代行するのは人間の手足ではなく脳の働きなのです。そして、自分の意思を貫徹するための自分の肉体をもたないがゆえに、最後には人間に破壊されてしまうことになります。一方で、エイリアンやターミネーターは人工生物の極致ともいうべき肉体、金属製の骨格をもっていながら、その肉体と不可分な自前の脳をもたず、どこか外からくる魂によって動かされているらしいのです。

科学的機械論の立場からすれば、究極的なＳＦのスターは超ＬＳＩでできたコンピューター頭脳と、堅固

ですぐれた運動能力をもつ人工の肉体、人間の数十倍の感度をもつ各種センサーを備えた生物ということになるでしょう。なのに、なぜＳＦ映画の世界では、肉体をもたない人工頭脳と頭脳をもたない人工の肉体へと分極してしまうのでしょう。おそらく、このような分極は、多くの人々が依然として、魂と肉体を別個のものと考えている、あるいは考えたいと願っていることの証しでしょう。

4章

脳死と臓器移植

生命倫理にかかわる問題はどれも多かれ少なかれそうなのですが、立場によって考え方が大きく変わってきます。私は医療行為としての臓器移植に対して、どちらかといえば懐疑的な見方をしているのですが、それでも、自分の子供やあるいは親しい人が臓器移植によってしか救えないということであれば、なんとか手術をしてほしいと願い、積極的に賛成するようになってしまうかもしれません。手術が無事に成功し、提供者への感謝の言葉を述べる患者やその家族の姿を見ると、その喜びはよく理解できます。しかし、冷静な立場から見ると、臓器移植ならびに、その前提となる脳死判定には、さまざまな問題があります。

1　死の判定

一九九七年六月の臓器移植法の制定に当たっては、脳死を人間の死と認めるかどうかという大論争があり、最終的には、事前に臓器提供の意思表示をした人にかぎって脳死が認められることになりました。さらに、二〇〇九年七月の改正によって、脳死が一律に人の死とみなされることになりました。死の判定は、臓器提供という医学的問題だけでなく、法律上も遺産相続などに微妙な影響があり、なによりも社会的・文化的な死の受容に密接にかかわっているだけに重いものです。

生物学的には死の判定はそれほど絶対的なものではありません。いうまでもないことですが、ここで問題にされているのは「個体としての死」なのですが、生物学的に見れば、そのほかに「臓器の死」や「細胞の死」（近年アポトーシスという遺伝的にプログラムされた細胞死の機構が明らかになっており、個体発生において、たとえば指の形成などに、細胞死が積極的な役割を果たしています）も考慮に入れなければなりません。現実の死の過程では、たとえば癌の場合のように、細胞→臓器→個体という順に死が進行することもあれば、交通事故死の場合のように、逆に個体→臓器→細胞という順をたどることもあります。つまり、一部の臓器が死んでいるのに個体としてはまだ生きている場合や、個体として死んだあとも腸や心筋の運動能力が数時間にわたって持続するという現象が起こりうるのです。世界中の研究室で使われているヒーラ（Hela）細胞は一九五一年に子宮癌で亡くなったヘンリエッタ・ラックス Henrictta Lacks という女性の細胞で、名前はその頭文字からとったものです。癌によって不死化した細胞が彼女の死後も永遠に生きつづけているわけです。

いずれにしても、全体として進行する死の過程で、どこに線を引くかというのはきわめて恣意的です。従来の伝統的な死の判定は、心拍（脈）の停止、呼吸の停止、瞳孔反応の消失の三条件によってなされてきました。臓器移植の対象とならない場合には、現在でもこの基準が適用されます。ただしこれは慣習法なので、法律の条文として規定されているわけではなく、最終的な判断は医師の裁量にゆだねられています。これは人間の生命維持に直接かかわる三つの臓器、古代からの生命の座、心臓、肺、脳の機能停止を外部から判定するものです。もともと、これら三つの臓器のどれかが機能を停止すれば、ふつうは残りの二つの臓器も遅かれ早かれ停止するという関係にあり、順序はどうであれ、三つが停止した段階では、それ以外のすべての臓器も、機能を維持することができなくなり、ふたたび個体としてよみがえる（甦る＝黄泉帰る）ことはありえません。これを「心臓死」と呼んでいます。

二〇世紀の中頃までは、この基準で医学的にも、社会的にも何の問題もなかったのです。しかし皮肉なことに医学の発達がことを面倒にしてしまいました。人工的な生命維持装置の発達によって、脳が機能を停止して、本来なら個体として死ぬべき運命にある患者の命を延ばすことが可能になったのです。そのために、

「脳は死んだが心臓は生きている」という、いわば生から死に至る自然な過程が人工的に中断された状態が生じることになりました。つまり、「脳死」(brain death) という状態は近代医療がつくりだしたものなのです。したがって、脳死は人工呼吸器のある大きな病院でしか発生せず、頻度はきわめて低いもので、全死亡数の一パーセント以下にすぎません。そこへ、臓器移植とくに心臓移植技術の発達が、死の判定に新しい問題を引き起こすことになります。もはや死ぬべき運命にある患者の生きた臓器を他の患者を救うために利用したいと移植医たちが考えるのは自然です。けれども、もはや死ぬべき運命にあると言っても、まだ死んでいない患者から臓器を抜き取ることは殺人です。一九九二年に、脳死者から医師が臓器を取り出そうとしたのを、大阪府警は検死がおこなえないとして認めなかった例があります。そこで、「もはや死ぬべき運命にあるもの」を「もはや死んだもの」と認定しようというのが、脳死判定議論の背景にあるひとつの動機です。

2　脳死判定基準

脳死判定にまつわるさまざまな問題点は、古い本ですが、立花隆の『脳死』という本によくまとめられています。前述したように死は連続的な過程ですから、脳死を個人の死とみなすという立場も当然ありうるわけですが、臓器移植がからんでくると厄介なことがでてきます。脳死者から臓器を取り出すわけですから、脳死の判定は慎重でなければならず、万が一にもまだ生きている状態の人間から取り出すということがあってはならないわけです。

そもそも脳死とはなにかという科学的な定義が必要ですが、これについてもさまざまな異論があるのは承知で、とりあえず一九六八年に日本脳波学会が提示した定義を示せば、「（１）回復不可能な脳機能の喪失で、（２）脳機能には大脳半球のみでなく脳幹の機能も含まれる」ということになっています。俗に植物人間と呼ばれる植物状態は脳死とはまったくちがうものなので注意が必要です。植物状態というのは、植物性機能、つまり呼吸・消化・排泄などの機能だけがはたらいているもので、大脳（意識）の機能は失われているが、脳幹は生きており、また短期の植物状態であれば、治療の結果、意識が回復する可能性がありうるのです。実際のところ本当に意識がないかどうかの判定はむずかしく、誤診も含めて、長期の植物状態から意識が回復した例はいくつか知られています。

　脳死判定での問題は、脳機能が喪失していることを外からどうして判定するかです。先の臓器移植法で定められた脳死判定基準（一九八五年に厚生省脳死研究班がまとめたいわゆる竹内基準をもとにしたもので、法律的には九七年の臓器移植法の施行規則にあります）は、深い昏睡（意識がない）、瞳孔の拡大、脳幹反射の消失、自発呼吸の停止、および脳波が平坦なことから成り立っています。ただし、六歳未満の子供では判定が困難なので、この基準は適用されません。一般的には、この基準すべてに適合する患者では、いずれにせよ大脳も脳幹も機能を不可逆的に停止しており、自発呼吸ができず、心臓だけは動いているが、生命維持装置をはずせば、やがてその心臓も停止する運命にあるのです。したがって、科学的・医学的にみてまちがったものとは言えないのですが、立花氏が指摘しているように、これで完全に脳死が判定できるかどうかには疑問があり、まだ死んでいない人を脳死とみなす危険性がまったくないとは言えません。立花氏らが主張するように、脳血流の停止を確認するという修正案も一理あると思います。ただ、移植現場では時間との競争になるので、完全を期すと移植手術が不可能になるというジレンマがあり、どこかで妥協点を見いだすほかありません。

脳死をめぐる問題についてさらに考えを進める前に、脳死論争の前提にある臓器移植の歴史を簡単にながめておきましょう。

3　臓器移植前史

(1) 人工人間

人間を一種の機械とみなす考え方は古く、古代ギリシアのエピキュロスにさかのぼることができますし、ヘロンは機械仕掛けの人形劇を考案しています。中国でも、『列史』(四〜五世紀) という本のなかに、ある技師が人工臓器でつくられた動く男の人形を王様に見せたという話が載っています。この人形は王の愛妾たちにウインクしたためにバラバラにされてしまいますが、また組み立て直すと、もとのように動いたと書かれています。

一七世紀の機械時計の発達とともに、本格的な機械人形がつくられるようになります。一八世紀にはフランスのヴォーカンソンが楽器を演奏する機械人形をつくり、スイスのシャケ・ドローズは字や絵を描く人形をつくって、当時の人々をあっと驚かせました。そうした機械人形、オートマンのいくつかは、たとえば河口湖の「オルゴールの森」に展示されています。日本でも一八世紀には精密なからくり人形がつくられ、現在でも田中久重や大野弁吉などの作になるお茶くみ人形などの遺品が残っています。こうした機械人形は、3章で述べたデカルトやラ・メトリーの近代的な人間機械論を生み育てるひとつのきっかけになりました。機械論の変遷についても同じく3章で述べましたが、いずれにせよ、現代医学は基本的には、デカルト流の生命観をもとにして発展してきたのです。

人間を含めた動物の生命現象がすべて機械の比喩で説明しきれるわけではないのですが、人間の臓器のなかには、機械的なはたらきしかもたないものも少なくありません。たとえば骨格や眼の角膜、耳の鼓膜、あるいは血管や心臓がそうです。機械の部品が故障すれば、新しい部品と取り替えるのがふつうですが、人間の体を機械と見る立場からも同じ考え方ができます。それが人工臓器と臓器移植です。

(2) 人工臓器

人工臓器とは、人工の機械によって失われた臓器の機能を代行させようとするものです。その歴史は古く、義肢や義手はすでに紀元前から使われていたことがわかっています。義歯、眼鏡、義眼やカツラも一種の人工臓器と言えなくもありません。一般に代行すべき臓器の役割が機械的であればあるほど成功率は高く、人工血管、人工弁、人工関節、人工血液などはずいぶん前から実用化されています。パラリンピックで見られるように、現在の義肢の技術は非常に進んでいて、激しいスポーツもできるようになっています。日常的に最も普及している人工臓器は、コンタクトレンズ、補聴器、および心臓ペースメーカでしょう。広く普及しているだけでなく、使用者の違和感が少ないという点でも、非常にすぐれたものです。また機械ではないのですが、人工鼓膜(太股の皮膚)や人工角膜(犬歯の歯根部)のように、自分の体の一部を転用する人工臓器も実際に使われています。

しかし臓器が複雑になるほど、その機能を機械で代行することはむずかしくなります。人工心臓、人工心肺、人工腎臓(=人工透析機)などは、ずいぶん軽量化が進み、病院だけでなく、家庭でも使えるようになりつつありますが、装置としてはおおがかりになるため、高価(バッテリー携帯型人工心臓はおよそ二~三〇〇〇万円)です。また、耐久性や安全性という点で、体内に埋め込めるほどの完全な実用化にはまだだいたっていません。人工肝臓などは機能が複雑なため、ようやくハイブリッド型が開発段階に入っているにすぎませんし、人工子宮にいたっては、その医学的機能さえまだ十分に解明されていないので、実用化が可能になったとしても、体内における安全性や耐久性など克服すべき課題は多いのです。

なお、近年では細胞培養や組織培養の技術を用いた生体工学による広い意味の人工臓器が、皮膚、軟骨、関節、神経、血管などで試験的に用いられており、将来的には幹細胞を用いた人工臓器の開発が期待されています。

4　臓器移植の歴史

（1）心臓以外の移植

臓器移植は、他人（場合によっては他の動物）の臓器を移植するのですから、機能的には人工臓器のような問題はありませんが、技術的なむずかしさのために、ヒトで実現するのは二〇世紀後半になってからです。日本で最初におこなわれた臓器移植は角膜移植です。一九二八年には旧ソ連で死者からの角膜移植が成功して、理論的にも実践的にも角膜移植が可能になっていましたが、日本では一九五八年に「角膜移植に関する法律」が制定されるまでは死体から臓器を摘出することは死体損壊罪に触れるため合法的におこなうことができませんでした。ただし法が制定される前の一九四九年から岩手医科大学の今泉亀撤《きてつ》教授が数十例の非合法手術をしていました。これは当時大きな問題になりましたが、最終的には最高検察庁が、犯罪とは認められないという判断をくだします。この騒ぎが法律制定を速めることになり、そして一九六三年にはアイバンクが設立されて角膜移植は軌道に乗ることになります。

次は腎臓移植です。一九〇二年にウィーンの外科医エメリッヒ・ウルマンがイヌの腎臓移植に成功、一九三六年にはヒトの腎臓移植がはじめておこなわれましたが、三六時間後に患者は死亡します。一九五四年にはじめて一卵性双生児で腎臓移植が成功(八年間生存)しますが、一般的に可能になるのはすぐれた免疫抑制剤が開発される一九六〇年代以降です。日本では一九六四年の木本誠二東大教授による腎臓移植(生体腎)が最初のもので、一九七九年に「角膜及び腎臓の移植に関する法律」制定され、死体腎移植が合法化されます。現在では、そのほか膵臓移植、肺移植、小腸移植も合法的におこなわれています。

厳密な意味で臓器とは呼べないのですが、もう一つ重要な移植医療として、白血病患者に対する造血幹細胞移植があります(臓器ではないので、臓器移植法の対象とはならず、学会のガイドラインによって規制されています)。これには骨髄移植のほかに、最近おこなわれるようになった臍帯血移植と末梢血管細胞移植が含まれます。骨髄移植は被爆者の白血病治療をヒントに一九五〇年代に開発され、一九七五年に現在の手法(骨盤の腸骨から採取)が確立されて、広くおこなわれるようになりました。日本では一九八九年に私営の東海骨髄バンクができたのにつづいて、一九九一年(移植そのものは九三年)に日本骨髄バンクが設立されています。二〇〇八年には移植手術が一万件を超えました。

(2)心臓移植の歴史

臓器移植で最大の問題は、心臓です。心臓は死後時間が経過すると細胞死がはじまるので、脳死問題を生じることになりました。一九六七年一二月に南アフリカでクリスチャン・バーナード博士が世界ではじめて人間の心臓移植手術に成功し(この時のドナーは黒人)、翌年一月にはアメリカで脳波停止の非白人からの心臓で三例目の手術がおこなわれます。これを受けてハーバード大学の特別委員会が脳死判定基準（ハーバード基準）を発表します。同じ年の八月に札幌医大の和田寿郎教授が日本初（世界で三〇例目）の心臓移植手術をおこないます。臓器の受容者（レシピエント）が、術後八三日で死亡し、提供者（ドナー）の脳死判定に疑惑があったため、殺人罪で告発されますが、証拠がないという理由で不起訴になります。一〇月には日本脳波学会が、先に述べた脳死の定義を発表し、さらに七四年に脳波判定基準を発表します。八三年には厚生省の「脳死に関する研究班」が発足し、八五年に判定基準をだします。しかし、この間、和田事件の悪評のために、日本での心臓移植はおこなわれませんでした（アメリカでは八四年に臓器移植法が成立しています）。

そして八九年に移植医を中心とした脳死判定促進運動を受けて、脳死臨調（臨時脳死及び臓器移植調査会）設置法が成立し、翌年施行、三月に第一回調査会が開かれ、九一年の第二〇回調査会で「中間意見」（両論併記）が公表され、三三回の会議のすえに九二年一月に臨調答申（多数意見）をまとめこれをもとにして、一九九七年に「臓器の移植に関する法律」が成立します。細かい条件は「施行規則」と「運用に関する指針」に書かれています。こうして、すべての臓器移植が合法化されることになりました。この臨調の議論についてはやはり立花氏の『脳死臨調批判』という本にまとめられていますが、率直な感想を言えば、はじめに臓器移植ありで、突っ走った会議だという印象を受けます。法的に認められたとはいえ、日本人の死生観となじまないところもあり、まだ十分な国民的合意が得られているとは言えない状況です。

日本では、親からもらった体にメスを入れたくないという理由で臓器提供を拒否する人がかなりの割合でいます。これは儒教的道徳の影響で、「身体髪膚《しんたいはっぷ》之を父母に受く、あえて毀傷せざるは孝の始めなり」という、『論語』とならんで広く読まれた儒教の教典『孝教』にある教えに由来すると考えられます。

5　臓器移植が抱える困難

臓器移植は、高度な治療行為ですが、「拒絶反応の抑制」と「臓器の供給」という二つの大きな問題を抱えています。

（1）拒絶反応の抑制

拒絶反応は、高等動物が異物を排除する機構としてもっている免疫の能力によって生じるものです。これはもともと各種の病原体から身を守る手段なのですが、同時に自分が自分であることを細胞レベルで保証するという機能ももっています。

他人の臓器は当然ながら、自分ではないものですから異物であり、排除の対象になります。それゆえ、血管や神経のつなぎあわせといった技術的な側面で成功しても、拒絶反応によって臓器移植が失敗に終わることは初期には多く、現在でも依然としてその危険はあります。拒絶反応は臓器の提供者と受容者の遺伝的な相異が大きいほど強いので、この問題を克服する方法のひとつは、できるだけ遺伝的組成の似ている（組織適合性が高い）人から移植を受けることです。遺伝的にみてまったく同じというのは、一卵性双生児だけですから、一〇〇パーセントの解決は一般的には不可能です。ただし自分自身のｉＰＳ細胞を冷凍保存しておき、いざというときに必要な組織や器官をつくらせることができるようになれば、問題はなくなります。現在、この線に沿った研究が世界的におこなわれていますが、実用にはまだ時間がかかりそうです。

移植後の拒絶反応を抑えるには、免疫抑制剤を使わなければいけないのですが、免疫反応全体を抑えてしまうと、病原菌一般に対する抵抗力がなくなってしまいます。そのため、初期の臓器移植患者は無菌室内で暮らすか、抗生物質づけになるしかなかったのです。最近では、移植臓器に対する拒絶反応（T細胞の活性）だけを特異的に抑えるシクロスポリン、タクロリムス、シロニムスなどのすぐれた免疫抑制剤が開発され、臓器移植の定着率は飛躍的に向上し、かなりの比率で社会復帰もできるようになりました。しかし、それでも一生薬から離れることはできませんし、副作用もあります。

現在、臓器移植が実用的になされ、高い成功率を収めている角膜と腎臓が、いずれも人間の体のなかで比較的周囲から独立した場所にあり、体液の灌流が少なく、したがって拒絶反応を受けにくい臓器であることは、免疫抑制のむずかしさをよく物語っています。移植手術後の五年生存率が腎臓・心臓・肝臓の順に下がっていくという事実は、拒否反応の強さが、術後の生存率に影響することをはっきりと示しています。

(2) 臓器の確保

これは臓器移植にとって最も深刻な問題です。腎臓は健常者なら二個のうちの一個をとっても日常生活には支障がないので、主として近親者からの生体腎移植が年間二〇〇件以上もおこなわれています。角膜も一つあれば生活ができるので不可能ではありません。また肝臓は一部の組織を切り取っても再生能力があるため、一九八九年以来生体肝移植がおこなわれるようになっています。これらの移植では、提供者がこうむる傷害をいかに小さくするかが課題になります。

これ以外の臓器を生体から摘出することは、提供者の生命および生活に支障をきたすので、たとえ本人の承諾があっても、法的・倫理的に許されず、したがって死者から摘出するほかないわけです。角膜や腎臓の場合は、死後でも適切な処置をほどこせば十分移植が可能ですが、問題は心臓です。先に述べたように、脳死者から以外の移植は困難で、それが臓器移植法への成立へとつながったわけです。

しかしながら、臓器の確保という観点からみれば臓器移植にはバラ色の未来はありません。この医療にとって脳死者の臓器が前提ですが、本人の事前の承認はともかく、脳死者の数は限られ、移植を必要とする患者すべてにいきわたるだけの数は期待できません。早くから脳死心臓移植を実施しているアメリカでさえ、ここ二〇年ほどの年間手術数は二二〇〇件前後であるのに対して、移植を必要とする待機患者数はつねに三〇〇〇人を超えており、一年以内に手術を受けられる患者は三人に一人という数字です。日本では心臓移植を必要とする年間患者数は約三〇〇〜六〇〇人、肝臓の場合は三〇〇〇人と推定されています。

日本では、脳死者そのものは年間三〇〇〇〜四〇〇〇人と推計されていますが、臓器移植法が成立した一九九七年から二〇〇八年一二月末までの死亡者でドナーカードの保有者は一五九九人、うち脳死での移植を認める人は一〇九〇人しかいませんでした。そのうち脳死判定が可能な施設での死亡者は五三八人、心拍停止前に連絡があったのは三三六人で、そのうち脳死判定がなされた人はわずか七七人でした（日本臓器移植ネットワーク調べ）。また、二〇〇九年の法改正まで子供の場合は摘出が許されていなかったので、海外で手術を受けることがありました。また近年、諸外国で他国の患者に対する移植手術を制限する動きがあり、ますます臓器の確保が困難になると予想されています。

二〇〇六年の調査では、人口一〇〇万人当たりの臓器提供者数はスペイン三二人、米国二七人、ドイツ一六人に対して、韓国は二・八人、日本は〇・〇七人という低い数字です。この原因の一つは儒教的な生命観ですが、法律的な制約がもっとも大きな理由と考えられていました。こうした状況から臓器移植法改正の動きが起こります。

6 臓器移植法の改正

先に述べたような臓器提供者の絶対的不足、とくに子供の心臓移植を希望する人々の熱心な訴えのもとに、厚生労働省や自民党その他超党派の移植推進派議員を中心に、臓器移植法改正の動きがありました。そして、何度かの流案の末に、二〇〇九年七月に国会に提案されていた複数の改正案の一つが賛成多数で可決されました（施行は二〇一〇年七月からです）。その内容と問題点を、現行の臓器移植法と対照させながら見ていきましょう。

（1）現行の移植法で移植ができるのは、死亡した人間が生前に書面により臓器提供の意思表示をしていて、かつ遺族が承諾しているときだけでした。改正案では、本人の意思表示がない場合でも、明確な拒絶の意思表示をしていないかぎり脳死判定および移植が可能になります。これの意味するところは、脳死が、特殊な場合だけではなく、一般的に人の死と認められるということです。

（2）死亡した人間の意思表示が必要なくなるために、一五歳未満でも臓器提供ができるようになります。一五歳以上でなければ臓器提供ができないという現行法の根拠は、「運用に関する指針」の「第一」に、「一五歳以上の者の意思表示を有効なものとして取り扱うこと」と書かれていることです。意思表示が移植の前提条件ではなくなったために、実質的に年齢制限が撤廃されることになりました。

（3）現行の脳死判定法はすでに述べましたが、その規定は「施行規則」の第二条にあります。そこでは、六歳未満の者には、この判定法が適用されないとあります。改正案では六歳未満でも臓器提供が可能になりますが、その判定法が示されていません。幼児の場合には脳死判定後、長時間生きていた事例がいくつもあり、慎重な判断が必要ですが、具体的な方針はまだ提示されていません（二〇〇〇年に厚生労働省の研究班が六歳未満の子供についての脳死判定基準を発表していますが、多くの批判を受けています）。

（4）改正案では「第六条の二」というのが追加されていて、臓器提供者は、「親族に対し当該臓器を優先的に提供する意思を書面により表示することができる」とあります。二〇一〇年一月から、書面で意思表示された「親族」（配偶者、実子および父母）への優先提供が施行されています。しかしこれは、現行の臓器移植法第二条第四項「移植術を必要とする者に係る移植術を受ける機会は、公平に与えられるよう配慮されなければならない」の精神に反することになります。むずかしい問題です。

（5）改正案の「附則」五に、「虐待を受けた児童の臓器が提供されることのないよう、……虐待が行われた疑いがあるかどうかを確認し、その結果に基づいて必要な措置を講ずるものとする」とありますが、具体的なことは何も書かれていません。このような条文が書かれた背景には、子供の脳死者の多くが虐待によるものであるという事実があります。二〇〇四年に小児科学会がおこなった調査では、五年間で虐待による脳死が一二九例確認されています。虐待は親が隠蔽しようとするために確認まで時間がかかり、ときには数週間を要する場合があるのですが、脳死した児童からの移植がおこなわれてしまえば、確認できないまま見過ごされる危険性があります。

7　臓器移植をめぐる生命倫理的問題

最後に倫理的な問題を整理しておきましょう。

(1) 正当な医療なのかという問題

人間はいつかかならず、なんらかの理由によって死ぬのであり、そのなかにはさまざまな不治の病もあります。これまで、人間はそうした死を運命として受け入れてきたのですから、他人からの臓器移植というような不自然な医療によって延命をはかるべきではないという立場がありえます。まして、生体臓器移植の場合には、健康な人間の体にメスを入れて臓器を取り出すわけですが、それが正しい医療行為と言えるのか、また脳死者からの移植の場合、本来医師の倫理は一分一秒でも、命を長らえさせることを求めているはずなのに、移植に際して、救命医は治療の断念を余儀なくされます。それが正しい医療行為と言えるのかという批判も成りたちます。一方で、臓器移植によってしか生きることのできない患者の側に立てば、臓器移植が妨げられるのは、存在する医療技術に対するアクセス権の侵害であるという主張が可能です。ここでは個人の権利と公共の倫理の衝突があります。現在、世界のほとんどの国で、適切な脳死判定基準にもとづいて臓器移植をおこなうことが認められているのは、一つの社会的な判断であると考えられます。

(2) 決定権の問題

現行法では、提供者と遺族の両方の同意があってはじめて移植が許されるのですが、改正案では、遺族の意思のみで決定できることになります。もちろん、提供者が生前に明確に拒否の意思を表示しておけば尊重されるのですが、そうでない場合は拒否の意思はないものとされます。死者の臓器は、死んだ時点で遺族のものになるので、死者の遺志を無視してもかまわないという考え方もありますが、遺言の法的な有効性が認められる以上、文書による死者の遺志は尊重されるべきでしょう。

問題は意思表示のない場合で、遺族の意向に従うことになるのですが、これが遺族に無用の精神的負担を強いる可能性があります。日本では、死者の体にメスを入れることに対する社会的な罪悪感があるので、ことが複雑になります。一方で虐待児童の場合には、親による子供の人権侵害を導くおそれがあります。

（3）臓器不足にまつわる問題

いずれにせよ臓器は絶対的に不足していることはまちがいありません。臓器確保の困難さはインドや東南アジアなどにおける臓器産業の跳梁《ちょうりょう》が指摘されているように、発展途上国からの臓器購入や移植ツアーというおぞましい事態を招きかねません。国内では臓器売買は移植法で禁じられていますが、腎臓移植で売買された実例があります。また、愛媛県の宇和島徳州会病院の万波誠医師による、病気腎の移植事件なども起きています。

また、法律の適用外である皮膚、軟骨、骨、腱、心臓弁など無償で譲り受けた臓器を有償で販売することによって莫大な利益を上げているNPOが米国で問題になっていますが、同様の事態が日本でも起こる可能性があります。今回の法改正によって、子供の臓器移植の件数は多少増えるでしょうが、死体を傷つけることを嫌がる日本人の意識や、脳死判定の困難さ（判定できる施設が限られていることを含めて）を考えると、急激な増加は期待できないでしょう。なによりも、この治療は、脳死者の出現を待望するという医学的な倒錯を暗黙の前提にしているところに悩ましさがあるのです。

(4) 経済的問題

最後に、脳死論議の底流にあるもう一つの悩ましい問題に触れておきましょう。それはあまり誰も表だっては言いたがらないことですが、患者の延命を家族や社会がどこまで支えきれるかという問題です。医療技術の進歩によって医療はきわめて金のかかるものになってきました。何億、何十億円という医療機器の費用を誰が負担するのかという議論は早晩避けがたいものになるでしょう。今日のふつうの医療費でさえ、個人や家族で負担できる限界を超えようとしています。身近に回復の見込みの薄い長期入院患者をもったことのある人なら医療費の負担がどれだけ重いものか身にしみてわかっているはずです。近親者の死に際して、悲しみよりも先に安堵の思いがくるという悲劇は珍しくありません。この観点からすれば、生命維持装置によるあてのない延命よりも尊厳ある安楽死を認めて欲しいという願いにも一理があるのです。

臓器移植を受ける側にしても、海外で手術を受ければ数千万円、国内でさえ一〇〇〇万円近くはかかります（心臓移植では四〇〇〇～五〇〇〇万円、肝臓移植の場合には一五〇〇万～二〇〇〇万円くらいかかります）。この巨額の治療費を負担できないかぎり手術の恩恵に浴することができないのです。お隣は金持ちで子供を救えたが、うちは、貧しくて手術を受けさせることができないという事態に陥ったとき、親はどういう思いで耐えればいいのでしょう。健康保険で負担するというのも一案でしょうが、多くの保険組合が財政的に破綻の危機を迎えている現在、それが現実的に可能なことなのか、そのことによって、もっと簡単な治療で助かるはるかに多くの患者を犠牲にすることがあっていいのか、悩みはつきません。個人としてはどのような答えでももつことができますが、社会として正しい答えがどこにあるのか、きわめてむずかしい判断を私たちは迫られているのです。

5章

優生思想の歴史

優生思想はナチスドイツによるユダヤ人大虐殺の背景にあったものとして悪名高いものですが、それはけっしてヒトラーの狂気としてすまされるものでも、過去の問題でもありません。その思想は現在における生命倫理の多くの場面で顔を出してくるものであり、人種差別、民族差別、性差別、障害者差別を含めて、あらゆる差別思想の根底にあるものです。なぜなら、優劣の判定は差別と不可分の関係があるからです。

1　優生学とは何か

優生学とは何かということについてこれから説明しますが、ごく単純かつ好意的に言えば、選択的な繁殖を通じて、よりすぐれた人類をつくろうという考え方、あるいはその方法のことです。優生学という言葉自体は新しいものですが、そういう考え方は大昔からありました。たとえばプラトンの『国家』にも、「国は馬と同じように、すぐれた男のみに種付けをさせるべきだ」といった記述があります。

優生学の英語（eugenics）は、ギリシア語の「よい生まれ」を意味するもので、進化論で有名なチャールズ・ダーウィンの従弟にあたる人類学者フランシス・ゴルトン（一八二二－一九一一）の一八八三年の『人間の能力およびその発達』で初めて使われたものです。彼の問題意識は、当時の英国において、社会福祉政策（弱者の救済）や戦争（優秀な肉体的能力をもつものが死ぬ）が自然淘汰の働きを無効にしているために、劣った遺伝的形質をもつ人間が増えている。つまり劣生学（dysgenetics）の状態にあり、これを正すのが優生学だという点にありました。念のために述べておきますが、遺伝学の優性（dominant）とはなんの関係もありません。彼によれば「社会的な制御のもとで、将来の世代における人種の質を身体的あるいは精神的に改善または修復するような要因を研究する学問」でした。ゴルトンは、一九〇四年にロンドンで開かれた第一回英国社会学会で『優生学――その定義、展望、目的』という有名な講演をしますが、ここであらためて「人種の生まれつきの質の向上発展に影響するすべての要因、ならびにそれらを最大限に発揮させることに影響する要因を扱う学問」と定義しなおします。そして、その目的は、「遺伝的知識の普及、国家・文明・人種・社会階層の盛衰の歴史的研究、繁栄している家系についての体系的情報収集、結婚の影響を研究する」ことだとしています。このように、ゴルトン自身の定義づけはきわめて学問的なもので、ただちに政策として実践すべきだというような主張ではありません。

実際にゴルトンはロンドン大学に「ゴルトン国民優生学研究所」を設立し、初代所長にカール・ピアソン（一八五七－一九三六）を任命します。ゴルトンの死後、研究所はゴルトン優生学講座に組織変えされ、ピアソンが教授となります。この教授職はのちにロナルド・フィッシャー（一八九〇－一九六二）に継承され、ここは数理統計学および集団遺伝学の世界的な中心地となります。

しかし、ゴルトンの講演をきっかけとして一九〇七年に設立された優生教育協会は、社会政策的な主張を強く打ち出すようになります。その背景には、労働者階級の急速な膨張に対する中産階級の不安、それにともない、障害者や精神病患者の遺伝子が増えることによって人類の質が劣化するのではないかという漠然とした不安があったようです。一九〇三年のボーア戦争のための徴兵検査において、著しい体位の低下が報告されたことなども大きな要因だったようです。メンデル遺伝学の再発見と、社会進化論がその理論的枠組みを提供することになりました。

政策としての優生学は、理論的には、劣悪な遺伝子をもつ人間が子孫をもつことを抑制する消極的（ネガティヴ）優生学と、優良な遺伝子をもつ人間の子孫を増加させる積極的（ポジティヴ）優生学があります。しかし、実際におこなわれたのはほとんど消極的優生学で、断種（ふつうは輸精管ないし輸卵管の結紮《けっさつ》で、去勢ではありません）、結婚制限、隔離等による遺伝因子の排除という形をとりました。たとえば、一九一三年に英国で成立した精神病法で、これには精神障害者の強制収容と性的隔離が含まれていました。ナチス親衛隊の結婚規制、あとで述べるノーベル賞受賞者の精子バンクや、6章で述べるデザイナーベビーといった動きは積極的優生学の数少ない実例といえます。

2　アメリカにおける展開

優生学的政策が最初に本格的に実施されるのは、意外と思われるかもしれませんが、むしろアメリカにおいてでした。ヨーロッパに比べて伝統の足枷が少なく、新しい思想潮流にとびつきやすいという要因が与っていたと思われます。ハーバード・スペンサーの社会進化論が最も熱烈に受け入れられたのもアメリカでした。遺伝学者チャールズ・ダヴェンポート（一八六六－一九四四）などが中心となって、多くの優生学関連団体が設立され、全国的な優生学運動がおこなわれました。一九〇二年に犯罪者や障害者の増加を憂えた少年院の付属医であるH・シャープが、四二人の犯罪者に断種手術をおこなうという事件がおこり、それをきっかけに、一九〇七年にインディアナ州は世界初の断種法を制定します。その後ほかの州も続々とこれに追随して、一九三七年までに合計三二州で断種法が成立し、一万件以上の手術がおこなわれました。

なかでも一九〇九年に制定されたカリフォルニア州の断種法は、断種をおこなえば施設外に出ることが定められたために、精神病者だけでなく、梅毒患者や性犯罪者を含めて、非常に多数の断種手術がおこなわれることになりました。このカリフォルニアの断種法はのちにナチスドイツの断種法（遺伝病子孫予防法）のモデルとなります。

これらの断種法は州の最高裁レベルでいくつか違憲判決がでましたが、連邦最高裁は、一九二七年に、強制断種（この場合は輸卵管切断）に合憲判決をだしました。公民権運動のたかまりで断種が実施されることはなくなりますが、一九六〇年代まで断種判決はだされていました。また、一九〇四年の新移民法で、精神障害歴のある人間の移民を禁止してもいます。

（1）優生学と人種差別の結びつき

米国はフランス革命の思想的影響のもとに成立した新しい国家で、自由で平等な社会の実現という建国の理想をもっていました。しかし、現実には先住民の土地を侵略し、労働力の不足から黒人奴隷を使わなければなりませんでした。彼らにとって、この矛盾を正当化しなければならないという切実な要求がありました。絶好の口実を与えてくれたのが社会進化論で、人類は黒人や先住民のような原始的な人種から進化し、最高の進化をとげたのがアングロサクソン系の白人であり、したがって、高等人種は下等人種を支配するのが当然だという論理を組み立てたのです。白人の優越性を立証するために彼らはフランスから知能検査を導入しました（一九〇四年に考案されたフランスのビネ＝シモン・テストをもとにしていますが、これは差別のためではなく、精神障害児を早期発見して救済することが目的でした）。

一九二四年に成立した絶対移民制限法（公民権運動が盛んになった一九六五年になってやっと改正されます）は、優生学思想の質的な転換を示すという意味で重要なものです。この法律は「劣った人種の増大でアメリカ社会全体の血が劣化することを防ぐ」ことを目的としたもので、具体的には移民の構成を三五年も前の一八九〇年の国勢調査の出身国構成比の二パーセント以内に制限し、事実上非北欧人種の移民を拒絶するものでした。この根拠とされたのが移民の入国時におこなわれた知能検査の結果でしたが、英語をしゃべれない移民の成績が悪いのは当然なのに、それをもとにアジア人、東欧人、ユダヤ人は劣等人種だというレッテルが貼られたのです。とくに日本人は「帰化不能の外国人の移民を認めない」という、いわゆる排日条項によって、事実上締め出されることになり、これが日米戦争の原因の一つとなります。「帰化不能の外国人」が日本人であることを移民法には一言も触れられていませんが、日本生まれの日系移民、つまり移民一世はアメリカの国籍を取得できないことが連邦最高裁の判例として確立していたのです。この法律では人種差別が優生学に入り込んでおり、ナチスドイツのユダヤ人排斥政策への道を開くものとなりました（なお米国の優生学運動はナチスの人種政策を強く支持し、ロックフェラー財団やフォード財団が財政的支援をおこなっていました）。言い換えれば、この法律は、最初はいい種《たね》と悪い種だったのが、いい胎児と悪い胎児、いい人と悪い人、いい民族と悪い民族というふうに、優生学の対象が拡大されていくことを象徴するものです。以後、優生学の歴史はドイツが中心になるわけですが、その前に米国における積極的優生学の興味深い例について触れておきましょう。

(2) ノーベル賞受賞者の精子バンク

アメリカにおける積極的優生学の例として、ノーベル賞受賞者の精子を提供するということで話題を呼んだ精子バンクのことに触れておきましょう。これについて調査したデイヴィッド・プロッツの『ノーベル賞受賞者の精子バンク』という本から、いくつかの問題点を指摘したいと思います。

このノーベル賞受賞者の精子バンクは、正式名称を repository for germinal choice（胚選択のための貯蔵所）といい、一九八〇年に検眼医で、眼鏡製造会社の社長であったロバート・グラハムという人物によって設立されます。この人はプラスチックレンズを開発して、巨万の富を築きます。グラハムは放射線照射によって突然変異を誘発する方法を開発した功績でノーベル賞を受賞したハーマン・マラーという遺伝学者の、一握りの本当にすぐれた人間がすべての子の父親になるべきだという優生学的な主張に共感します。マラーは一九六一年に『サイエンス』誌に「胚選択」という論文を書いて、天才の精子を保存するバンクをつくろうと呼びかけました。このアイデアに飛びついたグラハムはマラーと面会して、天才の精子バンクの準備に入ります。天才と呼ぶにふさわしいのは誰かという質問に対する最も手っ取り早い答えはノーベル賞受賞者ということで、グラハムはこれを（途中でマラーが死んだこともあって）、ノーベル賞受賞者精子バンクとして立ちあげることになります。

精子バンクというのは、一般に、次章で述べる不妊治療のための精子を提供することを目的としたもので、現在アメリカでは数百行が存在しています（一九八七～八八年に一度調査されただけで、正確な数字は不明です）。精子提供者は健康で正常であることが前提で、原則として匿名が条件です。ところが、このバンクは、積極的優生学を正面から打ち出し、しかもノーベル賞受賞者の精子だというわけですから、話題になり、希望者も殺到しました。

しかし、匿名の原則から言えば、本当にノーベル賞受賞者の精子なのかという疑いがでてくるのは当然です。マスコミは追及し、そうこうするうち、ウィリアム・ショックリーが提供者であることを認めたので、グラハムが嘘を言っていなかったことが判明し、いっそうの注目を浴びるようになります。ショックリーはご存じのように、トランジスターの発明でノーベル賞をもらった人ですが、この件にかかわったために、最も悪名高い受賞者になってしまいます。

うたい文句にもかかわらず、実際に精子を提供したノーベル賞受賞者は三人だけで、あとはすべて知能指数の高いすぐれた学者や実業家でした（黒人は含まれず）。さらに言えば、この三人の精子はいろいろな事情から使えず、この精子バンクから生まれた二一七名のうち、厳密な意味でのノーベル賞受賞者の精子をもらった人間は一人もいなかったのです。このバンクは経営的にはまったくの赤字で、グラハムの個人財産によって運営され、一九九七年に九一歳で死に、後継者も九八年に死んだために、九九年に閉鎖されることになります。

同書は、本当の父親を知りたがる子供や母親、そして自分が精子を提供した子供のことを知りたがるドナーの追跡調査を中心にしたドキュメントです。興味のある人は読んでいただきたいと思いますが、私が注目した点をいくつか述べておきます。第一に、精子をもらう母親は頭の良さよりもしだいに容姿や運動能力を重視するようになったこと。第二に、精子の提供を受けた夫婦が離婚し、母子家庭になる比率が高いこと。第三に、子供は平均よりも優秀だったが、個人差が大きく、教育熱心な母親が多く、この精子をもらわなくても、その程度にはなったと予測できる範囲であったこと。第四に実の親がわかっても、情緒的には養い親に対する愛着がむしろ強まる場合があったことです。

結論として、優秀な精子によって特別なエリート集団をつくるという試みは、倫理的な問題はおくとしても、成功したとは言いがたいようです。

3　ドイツにおける展開

　優生学におけるドイツの祖は『遺伝と淘汰』の著者ヴィルヘルム・シャルマイアー（一八五七－一九一九）と、もう一人アルフレート・プレッツ（一八六〇－一九四〇）です。プレッツは在野の人ですが、一八九五年に『民族衛生学の基本方針』を著し、一九〇五年には民族衛生学会をつくります。ここで、民族衛生（Rassenhygiene）というのは優生学のことで、「人種の最適の維持条件および発展条件に関する学問」とゴルトンと同じような定義をしています。そして遺伝的に劣った資質をもつ個人が子孫を産むのを妨げる必要があること、そのために人為的に淘汰に介入すべきこと、具体的には不妊手術の必要性を明言していました。

　第一次世界大戦の敗北からの復興を目指すドイツ（当時はワイマール共和国）は、国策として優生学を取り入れ、民族衛生学会の主導権は内務官僚と専門遺伝学者に握られるようになり、一九二七年にそのセンターとしてのカイザー・ヴィルヘルム研究所（現在のマックス・プランク研究所の前身）を設立します。そして一九一九年に結成されたナチス党が一九三三年に政権を握るとただちに、「遺伝性疾患子孫防止法」という名の断種法が成立します。これは、遺伝病（先天的知的障害、精神分裂病［統合失調症］、躁鬱病、遺伝性舞踏病、遺伝性全盲、遺伝性聾唖、重度の遺伝性身体奇形）患者は外科的手術（断種）を受けることができるとしたものでした。本人以外の人間（官医、病院ないし収容施設の長）による申請が認められるため、患者の自由意思によらない強制断種の道がひらかれていました。法律施行後の一年間だけで、五万六〇〇〇件以上の断種がおこなわれたといわれています。この背景には、世界恐慌の痛手から立ち直れないドイツの、福祉コスト軽減という側面もありました。ヒトラーは断種にとどまらず、優生思想と経済負担の軽減という名目のもとに、成人障害者の「安楽死」計画（T４作戦。作戦本部がベルリンのティーアガルテン通り四番地にあったので）もつくり、実際に第二次世界大戦開始とともに秘密裡に実行に移し、ニュルンベルグ裁判によれば、これによって二〇万人以上が虐殺されたと推定されています。

一方でナチスは積極的優生政策も採り、ナチス親衛隊員は家柄が正しく、身長一七〇センチメートル以上の均整のとれた体格が要求されただけでなく、結婚は許可制で、相手は「遺伝的に価値ある確実なドイツ北欧人種の家系」であることが必須とされました。ちなみに、長頭、尖った顎、狭い鼻、金髪、長身が最優秀民族たるアーリア人の特質とされていました。こうした論理の延長から、ヒトラーのユダヤ人政策がでてきます。ナチス党政権は一九三五年の「帝国国民法」と「ドイツ人の血と名誉の保護のための法律」（いわゆる「血統保護法」）を制定して、優生思想にもとづく、ユダヤ人排斥政策を実行しはじめます。「帝国国民法」で「帝国国民はドイツ人の血統をもつものにかぎる」ことを規定し、したがってユダヤ人は民族同胞の資格をもたないとし、「血統保護法」において、ドイツ公民とユダヤ人の結婚を禁じました。そこでどこまでをユダヤ人として扱うかが問題になります。四分の一ユダヤ人の血が入っている人はドイツ人との結婚を認められ、二分の一の場合には特別な許可があれば許されますが、四分の三以上は無条件に禁止されました。また、血統書のないドイツ人庶子は専門機関で人類遺伝学的調査を受ける必要がありましたが、いまのようにＤＮＡ鑑定ができるわけがないので、先のような身体的な特徴をもとにした、人種遺伝学的調査によって判断されました。

このユダヤ人排斥政策はしだいにエスカレートし、ユダヤ人は財産、および市民権をつぎつぎと奪われていき、ついにはあのホロコーストへとたどりつくわけです。

ドイツ以外でも、スウェーデンのハンソン社民党政権下で福祉国家確立のスローガンのもとに一九三五年に断種法が制定されました。この法律は一九七五年まで継続し、この間に六万件以上の断種がおこなわれたとされています。九割が女性で半強制的であったために、一九九七年にこの事実が曝露され、賠償問題が浮上しました。

4 日本での展開

日本にもゴルトンの優生学は伝えられましたが、具体的な政策場面に登場するのは、一九二〇年代です。二四年に後藤龍吉が日本優生学会を設立し、雑誌『ユーゼニックス』（翌年に『優生学』と改題）を創刊し、また二六年には報知新聞の記者であった池田林儀が日本優生運動協会を設立し、雑誌『優生運動』を創刊します。そして一九三〇年には最初の学会として、日本民族衛生学会が東大教授永井潜らによって創設されます。そしてこの学会が中心になって、ドイツの断種法を手本にした法律制定が画策され、一九四〇年に「国民優生法」が公布されますが、ほとんど機能しないうちに敗戦を迎え、これが一九四八年の優生保護法の母体となります。みなさんはこれを妊娠中絶が許される法律ぐらいにしか思っていないかもしれませんが、この条文には、戦前の強制的優生断種の性格をもつものが残っていました（実態は単なる中絶容認にしかすぎません）。たとえば、第一章総則の第一条は「この法律は、優生上の見地から不良な子孫の出生を防止するとともに、母性の生命健康を保護することを目的とする」とあります。女性団体などからの強い批判を受けて、やっと一九九六年に改正され、現在の「母体保護法」となったのです（実のところは「優生保護法」に対しては左右さまざまな立場からの批判があり、長い混乱のすえに）。この新しい法律では、先の第一条は「この法律は、不妊手術及び人工妊娠中絶に関する事項を定めること等により、母性の生命健康を保護することを目的とする」と改正されました。

日本における例外的なエピソードとして、ライ病（ハンセン病）患者に対する強制断種（優生保護法には精神病者とならんでライ患者が対象になっていました）があります。東京の全生病院の院長光田健輔（後の長島愛生園園長）は一九一五年にハンセン病患者に断種手術を実施、その後全国の療養所でも実施されるようになり、一九六六年の「らい予防法」（一九五八年制定。この法律ではライは伝染病とみなされていて、国立療養所への隔離は定めているが、優生手術は規定されていない）の廃止まで、患者に対する優生的処置は継続されていたのです。しかも、ハンセン病は遺伝病ではなく伝染病（ただし伝染力はきわめて微弱）であることがわかっていて、なされたのです。

5　優生学がはらむ倫理的問題

ここまで、ざっと優生学の歴史を見てきましたが、そこには、現代の生命倫理にとってきわめて重大な多くの問題が含まれています。それは大きく二つに分けることができます。一つは本来の優生学にかかわるもので、遺伝的障害をもつ人々、あるいは弱者を社会がどう処遇するかという問題です。もう一つは、人種差別およびその他さまざまな差別にかかわる問題です。

(1)　生きるに値しない命なのか

ゴルトンの当初の問題意識は、社会的な保護を受けた人間には自然淘汰の力がはたらかないため、劣悪な遺伝子が集団のなかで増えていくのではないかという怖れでした。この怖れは科学的にまったく根拠がないとは言えません（たとえば眼鏡が発明されたために、近視の遺伝子は淘汰されなくなりました）が、だから断種といった行為が正当化されるとは言えません。第一に、劣悪な遺伝子とは何かという疑問があります。たとえば、鎌状赤血球はふつうの人間にとっては、悪い遺伝子（貧血をもたらす）ですが、マラリア発生地域ではよい遺伝子（マラリア抵抗性をもつ）と言えます（嚢胞性線維症も腸チフスに対する抵抗性があるとされています）。これは極端な例だとしても、色が黒いのがいいのか白いのがいいのかというのは状況によって異なります。また、病気のなかには、遺伝子だけによって決まるとは言えないものが多数あります。近年のヒトゲノム解析は、一つの遺伝子が多様な機能に関係している可能性があるということも示しています。『天才と分裂病の進化論』という本を書いたデイヴィッド・ホロビンは芸術的・科学的天才と統合失調症のあいだに強い相関関係があるのではないかと指摘しています。もしそうなら、統合失調症の遺伝子をなくすことは、天才を消滅させ、社会にとってマイナスの効果をもたらすかもしれません。一般的に何がいい遺伝子であるか悪い遺伝子であるかをいうことはむずかしいのです。

もちろん、たとえばハンチントン病のようにはっきり特定の塩基配列が原因であることがわかっている重い病気はたくさんあります。こういう遺伝子については集団内で増えないのが望ましいことはいうまでもありません。しかし、それを強制的に排除するのがいいかどうかは別問題です。すべての命に生きる権利があるという主張は当然成り立ちますが、一方で、障害をもつ親には大きな負担がかかりますし、社会はその費用を負担しなければならないのですから、おのずとなんらかの妥協が必要になるでしょう。

これは遺伝的疾患にかぎらず、一般に社会が弱者をどのように扱うかという問題に関係してきます。忘れてならないことは、だれもが弱者になる可能性をもっていることです。人は歳をとれば、誰でも最後には役立たずの厄介者になり、人の世話にならざるをえません。また交通事故等によって障害者になる可能性も小さくありませんし、肉体的・精神的ハンディキャップをもつ子供の親になる可能性もけっして小さくありません。後天的にそうなった場合と先天的にそうである場合を区別する合理的な論拠はありません。つまり、弱者をどう扱うかは他人事ではないということです。一方で、社会が弱者を抱えることがマイナスだけではないということです。障害をもつ親が大変な苦労をしながら、しばしば、教えられることがいっぱいあった、産んでよかったという発言をされますが、あながち強がりとは言えないでしょう。周囲の人間もまた、多くを学ぶことが可能です。弱者を抱えることで、私たちは人をいたわる心を慈しみ、自分の生きる喜びを感じることができます。森岡正博氏は、無痛文明論というのを唱え、「私たちは苦痛が少なく快の多い人生を実現しようとして現代文明をつくってきた。しかしそれは、実は身体の欲望が生命のよろこびを奪う文明なのではないか」と主張されています。人間の豊かな感受性は、多様な人間関係のなかで育まれていくものです。健康優良児ばかりの均一な社会は、きっと冷たくてつまらない社会だと私は思います。

これは、6章で述べることですが、遺伝子診断や着床前診断という技術的進歩によって、親は自分の子供の障害を出生前に知ることが可能になりつつあります。そのとき、人はまさしく優生学的判断を迫られるわけです。障害をもつ子供を産むということにはプラスもマイナスもありますが、おそらく物心両面にわたる大きな負担を覚悟しなければなりません。産むか産まないかの決断は、強制されるのではなく、あくまでその個人がすべてを勘案して総合的に判断するシステムが望ましいと私は思います。

(2) 人種という誤り

優生学は、進化論的な考え方を人間社会に適用する社会進化論の一つとして生まれたものですが、その際に、人類を一つの種《しゅ》として扱うのではなく、人種や民族をあたかも種のように扱うという誤りを犯したのです。そこから自国民（自民族）の遺伝的優秀性を維持あるいは高め、他国民（他民族）を排除するという論理が生まれてくるのです。ときに、自分たちの同類でないものを人間と認めないという事態がしばしば起こります。奴隷制時代の米国やアパルトヘイト時代の南アフリカ共和国（人間は白人、カラード、インド人、黒人の四つに分類されていました）では、黒人は人間扱いされませんでしたし、ナチス時代にはユダヤ人に対して「亜人間」という呼び方がなされました。日本でも「鬼畜米英」などという言葉が使われたこともあります。

生物学的な種の定義は交配して生殖能力のある子供をつくることができるかどうかです。その意味で、人類は一つの種であり、人種は人類集団内の地域的変異にすぎません。現代のほとんどすべての生物学者はそう考えているはずです。肌の色や背の高さなどは非常に大きなちがいのように見えますが、生物学的には小さな変異にすぎませんし、白人から漆黒の肌をもつ黒人まであらゆる中間的な肌色の人が実在します。人種間の遺伝子変異は、一般に人種内の遺伝子変異よりも小さいのですから、優生学的根拠として人種間の遺伝的差異をもちだしてくるのはまちがっています。つまり、特定の人種を特徴づけるような遺伝子など存在しないのです。

ちがいがあるのは平均的な頻度だけです。ある民族ではある遺伝子をもつ人の比率が高いということはありますが、あくまで平均値の問題です。人種のちがいというのはつまるところ、文化的な差でしかありません。最近中国や韓国の反日運動の影響で、インターネット上には過激な、中国人や朝鮮・韓国人に対する差別発言がみられますが、国民性のちがいを遺伝的なちがいのせいにするのは単純にまちがっています。現在の日本人の圧倒的多数が大陸由来の渡来人の子孫であることはおくとしても、中国人、韓国人、日本人から任意の一人を選んで、ゲノムを調べるだけで、だれが何人《なにじん》であるかを特定することはできませんが、どの国の言葉を話すかを聞けばふつうは区別できます。つまり、遺伝的なちがいというより、文化的なちがいなのです。白人、黒人、黄色人種のちがいも形質的には顕著なものですが、遺伝子レベルで見れば、統計的なちがいでしかありません。根本的にちがっているようであれば、そもそもヒトゲノムという概念が成り立たないことになります。

これはすべての差別に言えることですが、差別は連続的なもののあいだに人為的な区別をもちこむことによって成り立っています。男女は性染色体にちがいがあり、女にはY染色体がないので、確かに遺伝的なちがいがあり、そのために、肉体的にもあきらかに差があります。しかし、人間としての能力を比べると、肉体的にも精神的にもかなりの部分が重複します。集団の変異は一般に正規分布をとりますが、平均値はちがっていてもかなりの部分は重複しています。たとえば、平均すれば女よりも男のほうが運動能力にすぐれていますが、私よりも力が強かったり、足が速かったり、ジャンプ力がある女性はたくさんいます。男は女よりすぐれているから、私はすべての女性よりすぐれているという論理は成り立たないのです。

(3) 知能検査は何を測っているのか

アメリカで知能検査そのものに対する批判が強いのは、それがある時期黒人差別の根拠とされたからです。しかし、これを根拠に黒人が劣っているというのは、二重の意味でまちがった使い方です、第一に、知能検査はいったい何を測っているのかよくわからないということです。ある種の頭の良さをはかっていることは確かですが、しかし人間の頭の良さとはなんでしょう。そもそも現行の知能検査は西洋文明の教育を受けた人が高得点を得るようなテストです。たとえば自然のなかで動植物の名前を言いあて、有毒であるかどうかを判定するという試験項目があれば、結果はまったくちがってくるはずです。また、試験でいい点をとるだけが頭の良さではありません。スポーツ選手のなかには学校の成績が芳しくないのに、スポーツの場で驚くほどクレバーな技を見せる人がいます。これもまた一種の頭の良さのはずです。芸術的な才能もまたしかりです。第二に、たとえ差があったとしても、先に述べたように、あくまで統計的なものですから、たとえ集団として、白人のほうが黒人より知能検査でいい成績をとったとしても、白人がすべての黒人より頭がいいということにはならないのです。

また、適切な人間関係をきずく能力は社会的な成功にとって重要で、これもまた一種の頭の良さと言えるでしょう。こうした能力は、「心の知能」とも呼ばれ、それを評価する心の知能指数（ＥＱ）という指標も考案されています。

世の中の多くの事柄は連続的な分布を示しますが、人間というのはともすれば連続性よりも不連続性に注目し、白か黒かという区別をしたがります。白か黒かの区別にしても、現実世界にはかならずグレーゾーンというものがあります。白から灰色を経て黒にいたるスペクトラムのなかでどこから黒といい、どこから灰色というかはまったく恣意的なものです。むしろ白と黒が一つの連続であるという認識が大事なのです。

最後に、不連続と思えるものが実は連続したものであることを証拠立てる生物学からの興味深い例を述べて、本章を締めくくりたいと思います。カモメの仲間にセグロカモメ（*Larus argentatus*）という鳥がいます。これは動物行動学の本によく出てくる有名な鳥ですが、英国にはもう一種、これと非常によく似ているがはっきりとちがうニシセグロカモメ（*Larus fuscus*）というのが共存しています。誰でもわかるその違いは、翼の背の色です。セグロカモメの翼の背は銀灰色で、ニシセグロカモメは濃い灰色からほとんど黒に近い色をしています。もっと肝心なのは、鳥たち自身も違いを区別できていることです。なぜなら、両種はしばしば出会い、ときには混群をつくって、互いに横に並んで繁殖することさえあるのに、けっして雑種をつくらないからです。これは生物学的に別種とみなしていい十分な理由になります。そこで鳥類学者は彼らに別々の名前を与えてきたのです。

ところが、つぎのような興味深い観察があります。もしセグロカモメの集団を英国から西に向かって北アメリカまで追いかけていき、それからシベリアを経由して世界をひとまわりしてふたたびヨーロッパまで戻ってくるとします。すると、とても奇妙な事実に気づくことになります。北極のまわりを西に回っていくにつれて、「セグロカモメ」はしだいにセグロカモメらしくなくなり、しだいにニシセグロカモメに似てくるのです。そしてついには、西ヨーロッパのニシセグロカモメがセグロカモメから始まってリング状につながる連続体のもう一方の端であることが判明するのです。このリングのあらゆる段階を通じて、どの鳥も輪のなかのすぐ隣の鳥と十分によく似ていて、交雑することができます。つまり、この連続体の両端にまで到達すると、この輪はギリシア神話のウロボロスのごとく、地球をひとまわりして自分で自分の尾をくわえることになるのです。セグロカモメとニシセグロカモメは世界の反対側をぐるりと一周する一連の連続的な交雑し合う仲間たちを介してつながっているにもかかわらず、けっして交雑しないのです。

人間の黒人と白人についても同じことが言えます。中間の肌色をもつ人々をあいだに入れてつないでいけば、すべての人類はホモ・サピエンス・サピエンスという一つの種として連続しているのです。

6章

生殖をめぐる倫理

――子供が欲しい人と欲しくない人

生殖あるいは繁殖は、生物、少なくとも高等動物にとって最も重要な活動で、それなくしては生命の存続も進化もありえません。ある意味で、繁殖することが生きていることの目的だとさえ言えるでしょう。生物には単純な分裂によって増える無性生殖と、卵子と精子の受精による有性生殖とがあります。まず、なぜ性があるのか、その生物学的意味をみておきましょう。

1　性の生物学的意味

ただ子孫の数を増やすだけなら無性生殖のほうがはるかに効率的なのに、なぜ生物は手間のかかる有性生殖をするのでしょう。有性生殖の起原については諸説がありますが、その利点は明らかです。無性生殖は同じ遺伝子をもつものが増えるだけなので、環境の変化や強力な外敵が現れたときには全滅の危険性があります。それに対して有性生殖では生殖細胞（卵子と精子）をつくるときの遺伝的な組み替えと修復、受精による遺伝子の交換があるため、子孫に遺伝的な変異を生みだすことができるので、環境変化や外敵に対応できるからです。こうした変異は進化の原動力でもあります。ダーウィンはじつは「進化」という言葉を使わずに、「descent with modification（変異をともなう由来）」と呼んでいるほどです。変異の出現こそが人類を含めた生物進化を可能にしたのです。

有性生殖は卵子と精子の合体から始まるので、雄と雌の出会いが不可欠です。動物では、そのための体色や性行動がそなわっています。自然界では同じ種の雄と雌が出会うために、存在を目立たせなければいけませんが、目立つことは天敵にも見つかりやすいことなので、危険がともないます。受精において雌は代替がききませんが、雄は一匹いれば、原理的に多数の雌を受精させることができますし、子供を産み育てるのも雌ですから、雌は大切なのに対して、雄はいわば消耗品です。したがって、一般的に雄が危険な役回りを引き受け、派手な色彩や派手な鳴き声をあげるのがふつうです。鳥類のタマシギ類のように雄が卵の世話をする種では、雌の方が派手になるという例外も、逆にこの原理を示しています。

性行動、つまり交尾や交接の目的は子供をつくることで、動物のなかには、繁殖を終えるとただちに死んでしまうものも珍しくありません。ほとんどのサケは産卵を終えると死んでしまいますし、タコもそうです。カマキリでは、交尾の最中に雄が雌に食べられてしまうことさえあります。ですから、もし性行動をしても子供ができないと生物学的な目的が達成されないので、大問題です。人間の場合には、それに付随してさまざまな社会的・文化的な問題も生じてきます。それらへの対策がいわゆる不妊治療ですが、それについては本章の後半で述べます。

ところが人間はご承知のように、生殖のためにだけ性行動をするわけではありません。キリスト教をはじめ多くの宗教が快楽のための性を禁じているにもかかわらず、人間は快楽のためにも、いやむしろ快楽のために性行動をおこないます。こんなことをする動物は、人間を除けばボノボ（ピグミーチンパンジー）くらいです。ボノボでは性はコミュニケーションの手段になっていて、特別な発情期がなく、挨拶代わりに性行動がおこなわれ、それは雄と雌のあいだだけでなく、雄どうし（尻つけ）、雌どうし（ホカホカ）に相当する関係もあります。

快楽のための性行動でも結果としてしばしば妊娠は起こり、子供が産まれますが、親がその誕生を望まない場合があります。そこで産まれないようにする、あるいは産まれなかったことにするという手段が必要になります。避妊と中絶、そしてもう一つ、嬰児殺しと捨て子です。そうした行為は歴史的にしばしばおこなわれてきており、現在でもこうした忌まわしい事態は日常的におきています。この問題が本章の前半のテーマですが、その前に出産にまつわる個人と社会の関係について、ざっと見ておきたいと思います。

2　出産と社会

出産は個人的な営みですが、同時に社会的な営みでもあります。なぜなら、産まれる子供の数が人口を左右するからです。人口は労働力であり、兵力にもなるため、集団や社会が人口の増大を望む場合があります（生産性の向上期、国家の成長時には人口が増大します）。また、米国、マレーシア、シンガポールのような多民族国家では、人口が国内の民族間の力関係を決定するという側面があります。しかし一方で、人口は食い扶持の数を意味しますから、人口が増えると一人当たりの食糧あるいは資源の分け前が減ってしまいます。さらには資源の枯渇や環境汚染といった問題も引き起こすため、今度は人口増加が社会にとって負担になります。したがって国家は、戦時には産めよ殖やせよと出産を奨励する一方で、平和時には人口の抑制を求めるのです。

集団のレベルによって判断が異なってくることがあります。世界規模で見れば現在の六七億という人口は明らかに多すぎるし、二〇五〇年の九〇億という予測は戦慄を催させるものです。グローバルな視点で見れば人口は抑制される必要があるのですが、先進国を見れば、少子化による人口減少が起きています。日本では政府が国力の弱体化をおそれて出生率の増加を目指してさまざまな施策を実行しつつあります。このように、国や社会によって事情が異なる場合がでてきます。

個人においては、産むか産まないかの判断はさまざまな要因によって左右されます。労働力を必要とする貧困層では子供の増加は生産力の向上を意味しますが、養っていく経済力がないために産まないという選択も生まれます。社会的に不道徳とされる行為の結果としてできた子供であるため、公然と産めないという場合もあれば、遺産を相続するためになんとしてでも子供を産みたいという場合もあります。

しかし、個人がどれだけ多くの子供を産むかについては、生物学的な側面もあります。それは歩留まりの問題です。動物では一般に、子供に対する保護の度合いが大きくなるにつれて子供の数が減っていきます。魚を例に取れば、産みっぱなしのマンボウは何億粒という卵を産み、沿岸で産卵するタイやイワシでも数十万から数百万粒の単位です。水草に産みつけるアユやハタハタでは一〇〇〇粒、巣のなかに産むイトヨ類では五〇〜二〇〇粒、さらにマウスブリーダーと呼ばれるシクリッド科の淡水魚では数十粒にすぎません。またふつうのカエルは一〇〇〇粒くらいの卵を産むのに対して、雄が卵を足につけて保護するサンバガエルでは、二〇〇〜三〇〇粒、雌が背中の育児嚢で育てるコモリガエルでは一〇〇粒といった具合です。これだけ数がちがっていても、大人になって繁殖できる個体の数はどれもほとんど変わりません。結局、歩留まりの問題なのです。

貧しい国の人々が育てられもしないのにたくさんの子供を産むのは、一つには避妊や堕胎を禁じる宗教上の理由もありますが、実は親の保護が行き届かないからこそ、たくさん産んでおかなければ子孫が残せないという面があるのです。いくらコンドームを配っても産児数抑制の効果はありません（エイズの予防には役立ちますが）。彼らの産児数を減らしたければ、生活を豊かにすることが優先されるべきだと思います。

逆に先進国では親の保護が行き届くので、子供の数が減っていきます（経済発展が頭打ちになり、子供が多くなると財産の相続が面倒になるという側面もあります）。これは、歴史上なんどとなく繰り返されたことで、ローマ帝国の末期も産児制限が広く実践され、著しい人口の減少が大帝国滅亡の一因となりました。

ここで、産むか産まないかに関する判断が個人と社会で異なる場合、社会はどこまで個人を規制すべきなのか、規制してよいのかという倫理的な問題が浮上します。中国政府の一人っ子政策は、まさに社会が個人の出産を規制している典型的な例です（現在では緩和の方向にあります）。たとえ社会的な観点から合理性があっても、個人にとっては国家による権利侵害ということになります。ここにもまた倫理的なジレンマがあります。

3　避妊と中絶の歴史

個人として子供をもちたくない、あるいは社会として人口を抑制したいときにとるべき主な方策は、先にも述べたとおり、避妊、堕胎（中絶）、嬰児殺し（捨て子）のいずれかです。それぞれの方策の歴史と問題点をみていきましょう。

(1) 避妊の歴史

避妊に関する最も古い記録とされるものは『旧約聖書』の「創世記」第三八章の記述です。オナンの兄のエルが死に、父親から兄嫁のタマルのところに入り、子供をつくり、その子供をエルのものとせよと命じられます。オナンは子供ができても自分のものにならないのを知っていたので、「兄に子孫を与えないように、兄嫁のところに入るたびに子種を地面に流した」と書かれています。つまり膣外射精したということを言っているのです。ちなみにオナニーという言葉は、このオナンに由来するもので、オナンは神の意に反する行為をしたとして、殺されてしまいます。

いずれにせよ、キリスト教もイスラム教も子供は神からの授かりものであるとして避妊および中絶を厳しく禁じています。そんなことをしていたら子供が増えすぎて困るので、そのためにキリストは禁欲をすすめます。子供が欲しいときだけセックスしてもよろしいというわけです。

子供をつくらないという点では同じだとしても、女性の負担という点では避妊と中絶は非常にちがったものです。生物学的には生殖において雌は膨大な身体的投資を必要とし、栄養状態が悪い時代には子供一人につき歯が一本抜けるほどの代償を払わなければなりませんでした。堕胎は肉体的だけでなく、精神的にも女性に深刻なダメージを与えます。女性の立場からは、堕胎より避妊が望ましいことは言うまでもありません。そこで二〇世紀に入ると婦人運動としての避妊推進運動が登場します。その代表的人物がマーガレット・サンガー（一八七九－一九六六）です。サンガーはニューヨークのスラム街で看護婦として働くなかで貧しい女性が多産（避妊を認めない敬虔なクリスチャン）や闇の中絶手術の後遺症で苦しんでいることを知り、一九一四年に米国で『ウーマン・リベル』という雑誌を発刊し、避妊（コンドームの使用）の啓蒙活動を開始しますが、保守的なキリスト教徒は避妊を認めません。彼女は、猥褻文書・物品の流通を禁止するコムストック法違反で起訴され、ヨーロッパに逃亡します。二年後に帰国、ニューヨークで産児制限クリニックを開設しますが、官憲によって閉鎖され、本人は投獄されます。しかし二一年に出所後、精力的に産児制限運動をおこない、世界的な家族計画運動の指導者となります。数度にわたって来日し、日本の産児制限運動に大きな影響を与えました。

驚くべきことに一九七〇年代までコネチカット州をはじめとする多くの州では、コンドームを勧めることすら禁じられていました（もちろん中絶は犯罪でした）。一九七三年に連邦最高裁が避妊・中絶を認める判決を出してやっと合法化されます。フランスでは一九六七年、英国では六九年に避妊・中絶が合法化されます。

現在用いられているおもな避妊法について簡単に述べておきましょう。避妊は生物学的には卵子と精子の合体、あるいは受精卵の着床を阻止することです。その手段としては、つぎのようなものがあります。

（a）精子の侵入を防ぐもの：コンドーム（性感染症の予防にもなり、九〇パーセントの確率で避妊できる）、またはペッサリー（産婦人科で採寸が必要）
（b）精子を殺すもの：殺精子剤（錠剤・ゼリー・避妊フィルム）
（c）排卵周期を応用するもの：基礎体温法（オギノ式）、完全な避妊はできない
（d）排卵を抑えるもの：ピル（経口避妊薬）、副作用あり。日本では一九九九年にピルが解禁
（e）受精卵の着床を防ぐもの：ＩＵＤ（不妊リング）、アフターピル（性交後使用）、副作用あり
（f）不妊手術：男では精管結紮《けっさつ》または切除、女では卵管結紮

（2）妊娠中絶

昔も今も、一般に文明の発達していない地域では、幼児死亡率がきわめて高いために、わざわざ避妊や妊娠中絶（堕胎）をする必要がなく、庶民のあいだにおいてはあまりおこなわれなかったと思われます。人口抑制が必要なときは、あとで述べる間引き、つまり嬰児殺しが普通でした。例外は、未亡人、未婚の女性、姦通、近親婚および聖職者の妊娠で、社会的に容認されないために、望まない妊娠をした女性は堕胎を迫られます。そうした女性たちは、伝承された堕胎薬、たとえば日本ではホオズキの根を煎じて飲む、ヨーロッパではアロエとかサビナ（ビャクシン科の植物）の葉を食べるといったことがなされました。もちろん、キ

リスト教は一貫して中絶を殺人と同じだとして、厳しく糾弾してきました。日本の江戸期に中条流《ちゅうじょうりゅう》を名乗る女医たちが用いた「中条丸」という薬は水銀と米粉でできており、強引に流産させてしまうものですが、当然ながら母体に有害なものでした。現在で欧米では、母体への害の少ない「ＲＵ４８６」（フランスで開発された人工流産を引き起こす薬で、日本では未承認で事実上禁止されています）のような中絶薬が開発されていますが、日本では法的に容認されているので、ほとんどは手術によって中絶がおこなわれています。

中絶手術は物理的な手段である「掻爬《そうは》」あるいは人工流産であり、かつては母体に生命の危険があるものでしたが、現在産婦人科でおこなわれるものは、早期であればかなり簡単、かつ安全になっています。なお、富国強兵のために人口拡大政策をとっていた明治憲法下でつくられた堕胎罪が現行憲法でも引き継がれているので、いまでも堕胎は犯罪になります。ただし、優生保護法（のちに母体保護法）があるために、有名無実になっています。

一九四五年の敗戦後、占領軍の支配のもとで戦前の産めよ殖やせよ政策から一転、人口抑制政策に転じ、四八年に優生保護法が制定され、事実上、無制限に中絶が可能になります。六〇年代初めまでは年間一〇〇万件の中絶がおこなわれていましたが、現在は約二七万件に減少しています。一時、二〇歳未満および二〇～二四歳の中絶だけが増えていましたが、現在ではそれぞれ年間二万八〇〇〇件と七万件あたりに落ち着いています（厚生労働省平成一八年度「母体保護統計報告」）。

（３）胎児の人権

いままでの話では、中絶される子供の側の視点がまったく欠落しています。胎児は言葉を発することができませんが、子供にも人権があります。親の勝手で殺してもいいのかという倫理的問題が発生します。卵子に人格を認めるというのは論外としても、いつの時点から胎児は人間として扱われるべきなのでしょうか。

ローマカトリック教会の教えでは、受胎の瞬間に霊が注入されるから人間になるとされています。ただし、トマス・アクィナスに代表される中世神学では、胎児に魂が宿るまでの期間における中絶は殺人にあたらないとしていました。現代でも熱心なキリスト教徒は宗派を問わず、受精卵にすでに魂があるとみなし、初期胚を操作する（クローン、ＥＳ細胞）ことに強硬に反対していて、米国の一部の強硬派は中絶クリニックを襲撃し、中絶医を射殺するということまでしています。

一九八四年に生殖医学全般についてのガイドラインを設定した英国のウォーノック報告（Warnock Report）では、妊娠一五日（初期神経胚）以降が人間だとしています。その論拠は神経の原基ができるからというものですが、あまり科学的とは言えません。これに対して、生命倫理学者のピーター・シンガーは、自己意識があるものが人間であって、胚や胎児に人権はないと考えます。この考え方では人格をもつものだけに生存権が認められるので、これをおしすすめると、痴呆者や植物状態の人間には生存権がないことになってしまうという危険性があります。法律はさまざまな考え方の妥協の上になりたつものですが、体外にでて生きていける能力（独立生存可能性）をもつときをもって人と認めるという判断をするのが多数意見のようで、米国の最高裁は妊娠二三週目以降を人と認め、それ以前は女性の自己決定権によって中絶を認めるという判決をだしています。日本では二二週未満を中絶可能期限としています。しかし、この数字がどこに決まろうと、胎児が発言権をもたない存在であることに変わりなく、結局は親の裁量に委ねられることになります。親の慎重な判断が求められるわけです。

4　間引きと捨て子

江戸時代の人口はほぼ三二〇〇万人前後で推移します。幼児死亡率が高かったこともありますが、間引きによる積極的な人口抑制がおこなわれていたようです。いま「水子」といえば、堕胎によって死んだ子供を指すと思うでしょうが、江戸時代にはふつうに産まれてから死んだ、殺された子供を意味しました。間引きは生きていくためのやむをえない処置として共同体によって暗黙の了解が与えられていて、しかも子供の霊魂は再生するという仏教的な生命観が罪の意識を軽減していました。現代における中絶や嬰児殺しは、共同体から切り離され、個人に責任が負わされるため、その罪悪感が水子供養の流行を産むことになります。

嬰児殺しは近代以前の社会に世界的に見られる現象で、不道徳とみなされる行為の結果生まれた子供を殺すという例はいくらでもあります。社会的・経済的な圧力が理由の場合、嬰児が無差別に殺されることはなく、優生学的な理由、つまり障害をもった嬰児が殺されることが多かったのです。民族によって、双子の一方、逆子、生まれたときに歯の生えた子供などが不吉なものとして選別的に殺されることもありました。さらには一夫多妻のイスラム社会では男児が優先的に、インドや中国の父系的な部族では女児が優先的に殺されるという場合もあります。

かつては、重度の障害をもつ赤ん坊を医師や産婆が自らの裁量で死に至らしめるという方策は、洋の東西で問わずひろくおこなわれていました。また、西洋では、覆い被さりという方法の子殺しがよくおこなわれ、現在でも「乳幼児突然死症候群（ＳＩＤＳ）」の五～二〇パーセントは、この方法による意図的な嬰児殺しではないかと推定されています。その他、間接的な嬰児殺しとして、ネグレクトがあります。ネグレクトとは育児放棄のことで、親の無知からくる無意識的なものと、虐待と言える意識的なものがあります。いずれにせよ、赤ん坊は大人の世話がなければ生きていけないので、死ぬことになります。嬰児殺しとまでは言えなくとも、それに近いのが捨て子です。親はいい里親に育てられることを期待してのことかもしれませんが、昔は、捨て子の大部分は死ぬ運命にありました。サラ・ハーディの『マザー・ネイチャー』という本には、ヨーロッパにおける捨て子の状況が詳しく書かれています。

一四四五年に設立されたフィレンツェの慈善孤児院には、トスカナ公国から年間数千人の孤児が捨てられましたが、一七五五～七三年に捨てられた一万五〇〇〇人のうち、三分の二は一年未満で死んだとされます。孤児院は英国やロシアなどヨーロッパ中でつくられますが、母乳の不足と衛生状態の悪さから、幼児死亡率はつねに非常に高かったのです。イタリアは比較的記録が残っているのですが、フィレンツェでは、一五〇〇年から一七〇〇年まで、産まれた赤ん坊の一〇～二〇パーセントが捨てられ、一八四〇年代には四三パーセントにまで達しています。北イタリアのミラノでは、一八五九年から一九〇〇年のあいだに三四万三四〇六人が捨てられ、一八七五年には私生児の九一パーセントが捨てられています。その間の幼児死亡率は六〇～八〇パーセントという高率でした、

ここまで、望まない子供が産まれた場合のことを述べてきました、本章の後半では子供が欲しくてたまらないのに授からない人々のことが主題になります。生命倫理的な観点からすれば、いらない人の赤ん坊を欲しい人の子供にすることができれば、双方にとって望ましいことだと思えます。それを可能にする方法として「里親」と「養子縁組」があります。アメリカなどではこの制度がひろく活用されていますが、日本では法制上のさまざまな制約があるために、他人の子供を実子とすることができなかったのです。しかし、菊田昇医師の赤ん坊斡旋事件を契機にして、一九八七年に民法が改正され、特別養子縁組制度がつくられました。ただ日本人には血の意識が強いせいか、あまり養子縁組はひろがりをみせていません。

ほかに、赤ん坊を中絶から守る方策として赤ちゃんポストというものがあります。原型となるものは一四～一五世紀末にフランドル地方とイタリアに出現したとされていますが、現代型のものは一九九六年にドイツで始まったもので、二〇〇五年時点でドイツ国内に八〇か所設置されています。その後、米国、イタリアなどにもひろがり、日本では二〇〇七年に熊本市の慈恵病院で赤ちゃんポストが市によって許可され、二〇〇九年九月時点で累計五一人を受け付けています。受け入れるのは生まれて二週間以内の赤ん坊にかぎり、親が名乗り出た場合には里親ないし養親を見つけ、親が名乗り出ない場合には、施設に送られることになっています。

5　不妊治療

さて、これからは、ここまで述べてきたのとは逆に、子供を産みたいのに産めない人々の話になります。いわゆる不妊治療です。不妊治療にはさまざまな倫理的問題がありますが、不妊のカップルは不妊治療が基本的人権である、「リプロダクティヴ・ライト」だと主張しており、一九九〇年におこなわれたＷＨＯ（世界保健機構）の会議ではこれを法的な基本権として認めようという方向性が示されています。これをどのように扱うかが生命倫理に課せられた課題のひとつです。

不妊は男が原因の場合と女が原因の場合がありますが、薬物療法あるいは外科的手術によって治療ができれば、特別な倫理的問題が生じる余地はありません。女性の排卵障害の場合にはクロミッドなどの排卵誘発剤がきわめて有効ですが、しばしば多胎をもたらすことがあります。男の側の精子の数が少なかったり、うまく子宮に到達できなかったりすることが原因の場合には、物理的に精子を子宮に注入する人工授精がおこなわれます（一七七六年に英国ではじめておこなわれ、日本では一九四九年に慶応大学病院でおこなわれたのが最初）。これには配偶者以外の精子を用いる場合もあり、そのための精子貯蔵施設として精子バンクが一九六四年に米国および日本で設立されました。

これをさらに一歩進めたものが体外受精、いわゆる試験管ベビーです。排卵誘発剤によってできた多数の卵子を卵巣から取り出し、培養液のなかで精子を加えて受精させて培養し、初期胚を子宮に移植するものです。一九七八年にイギリスで試験管ベビー第一号ルイーズ・ブラウンが生まれ、八三年には東北大病院で日本第一号が生まれます。現在では日本だけで年間約一万七〇〇〇人（累計一二万人以上）が体外受精で生まれています。体外受精の場合でも配偶者以外の精子を使うことは可能ですが、日本では法的に認められていません。しかし、違法を覚悟でおこなわれた例は存在します。

6　代理母出産

子宮の異常、あるいは高齢が原因で出産が困難な妻（こういう女性は日本だけでも約二〇万人はいると推定されています）のために、代わりの女性が妊娠・出産するものが代理母出産です。これには実は、先の人工授精と体外受精のちがいに対応する二通りのやり方があります。一つはいわゆる代理母（surrogate mother）と言われるもので、妻以外の女性が夫の精子で人工授精して出産するものです。一九八〇年にケンタッキー州でおこなわれたものが最初とされています。この場合、代理母は子供の生物学的な母親で、子供は父親とのみ遺伝的につながっています。もう一つは借り腹（host mother）と呼ばれるもので、夫の精子と妻の卵子で体外受精した受精卵を別の女性の子宮に注入して妊娠・出産をさせるものです。この場合、子供の生物学的な両親は代理母出産を依頼した夫妻です。

米国では州によって対応が異なりますが、イリノイ州やカリフォルニア州などでは法的に認められていて、一九八〇年代から代理母出産がビジネスになっています。しかし代理母が産んだ子供の引き渡しを拒んだり、親権を主張したりする訴訟（一九八六年に代理母契約を結んで出産した女性が子供の引き渡しを拒んで裁判になったベビーM事件では、八八年にニュージャージー州最高裁は、代理母契約は無効という判決をくだしました）などもあり、女性の尊厳と子供の権利を損なうものであるとする批判は根強いものがあります。代理母出産にはこうした生命倫理上の問題があるため、ヨーロッパの多くの国では禁止されています。英国では非営利にかぎり法的に認められていますが、日本の民法では分娩者しか母親になれないという問題があります。現在のところ、産婦人科医の自主規制として原則禁止になっていますが、長野県の根津八紘医師は二〇〇八年までに一五例の借り腹型の代理母出産をおこなったことを公表しています。日本学術会議は、代理母出産の法的規制と原則禁止を提言していて、ここには親の子供をもつ権利と、社会的倫理（公序良俗）との対立があるわけです。

こうした技術に関して今後問題となる可能性のある倫理的な問題の一つは、産まれてくる子供が自分の出自を知る権利を認めるかどうかです（5章で述べたノーベル賞受賞者の精子バンクの場合のように、子供の側の知りたいという要求は強いものがあるようです）。というのも、先のウォーノック報告に「不妊治療のために配偶子を提供するいかなる第三者の氏名も、提供を受ける夫婦には治療前・治療中・治療後を通じて匿名の原則を守り、また第三者の側にもその夫婦の氏名を明らかにしないこととするよう勧告する」とあるように、生殖医療においては匿名性が大原則であったからです。ところが、一九八四年のスウェーデンの人工授精法では親を知る権利が認められるということがあり、日本の厚生労働省の生殖補助医療部会でも議題の一つとなっています。

7　クローン出産

代理母出産は妻の側にある障害を克服する方法ですが、夫の側の精子に欠陥がある場合には、別の手段が必要になります。人工授精はその一つですが、ほかにもクローン技術を用いて、夫の体細胞の核を使って卵子を受精させるという方法があります。

一九九七年にイギリスのイアン・ウィルムット博士がクローン羊の実験に成功したというニュースはまたたくまに世界をかけめぐり、大きなセンセーションを巻き起こしました。クローンという言葉は、ギリシア語の「小枝 klon」に由来するもので、一本の植物体から出ている小枝はどれも遺伝的には同一であることから、同一の遺伝情報をもつ個体の集団を指す専門用語としてH・J・ウェッバーという学者が一九〇三年に用いたのが最初です。もともとの使われ方から明らかなように、接ぎ木や挿し木によって増えた植物体はすべてクローンです。

植物に限らず、一般に無性生殖によって増える生物の子孫はすべてクローンです。ふつう有性生殖をすると考えられている脊椎動物のなかにさえ、単為生殖、すなわち雄の精子による受精なしに卵から子をつくるものがいます。たとえば、日本にもいるブラーミニメクラヘビやオガサワラヤモリは、雌だけの単為生殖によって種を維持してきたのです（生物の体細胞は母親と父親に由来する二組の遺伝子のセットをもっていますが、生きていくための情報は一組だけで十分なのです）。当然ながら、これらの動物はクローンと呼んでいいものです。

自然状態では有性生殖しかおこなわない生物でも、実験的な操作によってクローンをつくりだすことは可能です。高等植物ではニンジンのカルス（傷口にできる未分化な細胞の塊）の例がよく知られているように、ごく小さな組織の塊や一個の細胞を培養することによって、完全な植物体をつくりだすことができます。しかし、高等動物ではこのような単純な操作でクローンをつくることはできません。複雑な構造をもつ動物では、体細胞間の分業が進み、それぞれの組織細胞は自らに課せられた仕事を果たすため、核が持つ遺伝子情報のごく一部だけを使うように分化していて、ほかの遺伝子を発現する必要がありません。そのため遺伝情報としてはもってはいても実際には発現する能力を失ってしまうのです。ただし少数の細胞は万能性を保っていて、それらは幹細胞と呼ばれます。

というわけで、高等動物の体細胞の核はふつう全能性を失っており、そのまま簡単にクローンをつくらせることはできません。そこでちょっとしたテクニックが必要になるのですが、それには大まかに言って二つの方法があります。一つはごく初期の胚（四〜一六細胞になるくらいまで分裂の進んだ）の細胞をばらばらにして育てる方法です。この時期の細胞はまだ未分化で、一つひとつの細胞から完全な胚を育てることができます。これらをとりだして培養したのが胚性幹細胞、すなわちES細胞です。これによって生まれた子供どうしはクローンです。この方法は原理的には一卵性双生児ができるのと同じもので、牛や羊で実際におこなわれています。

もう一つは、受精卵の核を抜き取り、体細胞の核で置き換えるものです。細胞は小さく、核はそれよりさらに小さいため繊細な手先の技術が必要になりますが、それはともかく、アフリカツメガエルを用いてこの実験に最初に成功したのはイギリスのジョン・ガードン博士で（一九六二年）、移植核はオタマジャクシの腸の上皮細胞からとったものでした。この方法は、その後マウスでも成功していますが、問題は先に述べたように再生能力をもつ細胞からとった核でないと成功しないという点です。ウィルムット博士のクローン羊の実験では三種類の細胞が用いられていますが、そのうち二つは胚と胎児からとった細胞で、もう一つが大人の雌の乳腺上皮の細胞でした（この細胞での成功率は三・四パーセントです）。

それでは、クローン羊の実験の成功はいかなる意味をもつのでしょうか。一つは不妊治療の可能性です。母親の卵細胞（あるいはＥＳ細胞）を使い、精子に欠陥のある父親の体細胞からとって核を移植して育てれば、他人の精子を借りずに自分たちの子供を産むことができます（すでにクローン人間がつくられたという発表はありますが、どうも確かな証拠はないようです）。

このことはただちに、一〇〇人のヒトラーという恐怖を呼び起こします。しかし、それは、現実には起こりえないことです。第一に技術的な困難があります。哺乳類の場合、核移植に成功してもその後の発育は母体の子宮を借りなければならず、人工子宮の開発の見込みは今のところゼロです。となると、もし一〇〇人のクローンをつくろうとすると、一〇〇人の代理母が必要になります。もちろん、一人の子宮で複数の胎児を育てることは可能ですが、実験の成功率などを考えると、少なくとも数百人の代理母が必要になるのです。たった一人の男の子供をつくることに数百人の女性が協力するなど、ナチスドイツの時代ならひょっとしてありえたかもしれませんが、現代社会では考えられないことでしょう（ただし、ｉＰＳ細胞ではもっと成功率が高くなりますから、一〇〇人以下ですむかもしれません）。

たとえ、この条件が満たされても、ヒトラーの体細胞の核を移植された一〇〇人の胎児は、ヒトラー自身とは生物学的にまったく同じとは言えません。なぜなら、卵細胞の細胞質が異なるからです。細胞質内にはミトコンドリアをはじめとして核の遺伝的支配を受けない器官があり、これは母親に由来するものです。真の意味のヒトラーのコピーをつくろうとすれば、ヒトラーの母親の卵細胞で実験をしなければならないのです。

さらに、一〇〇人のクローンは果たして同じ人間になるのでしょうか。否です。人間の精神的な発育は当然のこととして、肉体的な発育すら環境条件の影響を受けます。一卵性双生児を見ればわかるとおり、かならずそれぞれの身体的・精神的個性は形成されていくのであり、一〇〇通りの異なった人格が現れるにちがいありません。もちろんその平均的なずれは小さく、一般的には顔かたちは非常によく似てはいるでしょうが。

8　デザイナーベビー

体外受精やクローン技術やES細胞技術の前提となっている卵細胞の培養技術の発達によって、卵細胞の選別だけでなく、いわゆるデザイナーベビーの実現可能性がでてきました。デザイナーベビーとは遺伝子診断技術によって見つけた悪い遺伝子を除去し、望みの遺伝子を付け加えて、望みのままの理想的な赤ん坊をつくろうというもので、たとえば、身長一八〇センチメートル、目は青で、髪は金髪にしてくださいといった具合です。まさに遺伝子がすべてを決定する未来社会を描いたSF映画『ガタカ』の世界です。しかし、ここには優生学について述べた5章で指摘したのと同じ、「良い遺伝子」という概念についての疑問や子供の権利など、解決されるべき根本的な倫理的課題が山積みに残されています。

7章

遺伝子とヒトゲノム

これから、生命倫理の最先端に入っていくわけですが、そのためには遺伝子、およびＤＮＡについて正しく理解しておくことが不可欠になります。遺伝子という概念がどのようにして形成され、その本体がＤＮＡであることがどのようにして解明されたかについて簡単に説明し、そのあとで、遺伝子研究、ゲノム研究にともなう倫理的な問題について考えることにしたいと思います。

1　メンデルの発見

親の形質が子供に遺伝することは、ちょっと観察すれば誰にでもわかることで、日本でも「カエルの子はカエル」とか「瓜の蔓にナスビはならぬ」とかいう諺があります。もちろん古代ギリシア時代でも知られていましたが、それがどういう仕組みで遺伝するのかという科学的な解明の作業は、ご存じのとおりグレゴール・メンデル（一八二二－一八八四）の有名な実験までまたなければなりません。それ以前にも、ピエール・ルイ・モーペルテュイ（一六九八－一七五九）の家系的な多指症の研究などがあったのですが、遺伝のメカニズムまで想定した研究はメンデルが最初です。メンデルはオーストリア生まれの修道士で、最後は、現在のチェコのブルノというところにある修道院長をつとめます。彼の実験は修道院の庭の畑でエンドウ豆をつかっておこなわれました。

いわゆるメンデルの法則というのは、優劣の法則、分離の法則、独立の法則の三つをまとめたものです。メンデルはこの三法則を「植物雑種に関する実験」という論文にして一八六五年に発表したのですが、学界からはまったくといっていいほど無視されました。彼の業績が再評価されたのは、それから三五年後の一九〇〇年のことで（当然ながらメンデルはとっくに亡くなっていました）、ド・フリース、コレンス、チェルマクという三人の学者が不思議なことにそれぞれ別々に、その意義に気づいたのです。すなわち、遺伝子が単なる抽象的な観念ではなく、粒子として実体をもち、実験的な研究が可能になるということをこの法則は示していたからです。この時からメンデルの名は一躍有名になり、以後、近代的な遺伝学が急速に発展することになります。

ここでちょっと高校の生物のおさらいです。メンデルは、種子（マメ）が丸か皺か、種子が黄色か緑色か、花が紫色か白か、莢《さや》が膨れているかくびれているか、莢が緑色か黄色か、花が腋性か頂性か、茎が長いか短いかという七つの形質を用いて実験をしています。

（1）優劣の法則というのは、対立する形質をもつ両親をかけあわせてできた雑種第一代（F_1）ではどちらか一方の（優性）形質だけが現れ、もう一方の（劣性）形質は隠されることをいいます。メンデルが使った例でいうと、莢が緑色と黄色のエンドウを掛け合わせると、それからできた雑種第一代のマメの莢はすべて緑色になることをいいます。

（2）分離の法則は、雑種第一代に含まれる異なった形質の遺伝子は、配偶子（卵と精子）がつくられるときに分離し、したがって雑種第二代（F_2）には形質の分離（三対一の比率で）が起こり、劣性形質も現れるというもの。メンデルの例では、先ほどの緑色の莢をもつ雑種第一代どうしをかけあわせて、できた雑種第二代のマメの莢は、緑色のもの三に対して黄色のもの一という割合になることをいいます。

（3）独立の法則は、異なる対立形質はそれぞれが互いに影響を及ぼさず、独立に遺伝するというものです。メンデルの例では、莢が緑で種子が黄色の第一代雑種（莢が黄色と、種子の緑色の劣性形質は隠れている）どうしをかけあわせたものでは、雑種第二代で莢と種子の色は互いに影響をうけることなく、それぞれ三対一の比率で分離します。

ところが、その後の遺伝学の発展によってメンデルの法則から外れる事例が見つかっています。第一に、優劣の法則には、たとえば赤色の花と白色の花の雑種第一代が中間形質のピンク色になるといった例外が数多く見つかっています。第二に同じ染色体に乗っている遺伝子では、遺伝的な連鎖のために独立の法則が成り立たず、逆にこのことを利用して染色体地図や遺伝子地図がつくられるようになったのです。メンデルが実験に使った七つの形質（実は同じ染色体に乗っているものが二つずつありましたが）では、たまたまうまい組み合わせで、法則に合う結果が出たようです。予備実験では二二の形質を使っていますから、きれいな結果がでるものだけを選んだのではないかという疑いもでています。もちろん、だからといってメンデルの業績の偉大さが損なわれるわけではありません。

2　遺伝子の解明

メンデルの時代には、そもそも遺伝現象がまだ認識されていなかったので、遺伝子という言葉はありません。メンデルは遺伝物質のことをエレメントと呼んでいて、一つの形質にはそれぞれ一つのエレメントがあり、それが親から子に伝わり、エレメントの組み合わせと優劣の関係で子供の形質が決まると考えていました。遺伝子（gene、いまでは英語風にジーンと発音されますが、昔はドイツ語風にゲンと呼ばれていました）という言葉は、デンマークの植物学者、W・ヨハンセン（一八五七－一九二七）によってつくられたものです。しかし、エレメントにせよ、遺伝子にせよ、何らかの粒子というだけの抽象的な観念でしかなく、体のどこにあり、どのようにして親から子に伝わるのかはまったくわかっていなかったのです。

（1）染色体説の確立

遺伝子の正体探しは細胞学からはじまります。核に遺伝粒子があるという説は一九世紀の終わりにはヴァイスマン（一八三四－一九一四）らによって述べられていたのですが、一九〇〇年代の中頃に、細胞分裂のときの相同染色体や性染色体の動きが観察されるようになり、染色体に遺伝子が乗っているという仮説（染色体説）が登場します。そして一九一〇年代に入って本格的な遺伝学が発展します。

T・H・モーガン（一八六六－一九四五）が世代時間の短いショウジョウバエを実験材料に使った遺伝学を始めます。モーガンは一九一〇年に野外でショウジョウバエの白眼突然変異体を探しだし、野生の赤眼型との組み合わせ実験をおこない、この遺伝子が性染色体（X染色体）上にあることを証明し、染色体説が確立されます。最初は自然に生じる突然変異体を見つけるのにたいへんな労力を必要としましたが、後にH・マラー（一八九〇－一九六七）がX線照射によって突然変異個体を高率でつくりだせるようになり、研究は一挙に進展します。その後多くの突然変異体を用いた交雑実験をおこなうことによって、同じ染色体上にある遺伝子は連鎖群として一緒に行動すること（独立の法則がなりたたない）、また連鎖が不完全な場合があることから、減数分裂の際に染色体の一部が入れ替わる交叉という現象を見つけ、これを利用して詳細な染色体地図を書くことができるようになりました。のちに純粋に計算だけから導いた染色体地図の正しさが、巨大な唾腺染色体の発見によって細胞学的にも裏づけられます。

（２）遺伝子の実体を求めて

詳細な染色体地図ができても、遺伝子の実体はまだ謎のままです。そこに特定の形質を決める遺伝子があることはわかっても、それがどういうもので、何をしているのかは不明です。あくまで、表現型の異常を引き起こす原因としての遺伝子というところにとどまっていました。突破口を切り開いたのは、モーガン門下のＧ・Ｗ・ビードル（一九〇三－一九八九）です。彼は白眼遺伝子の生化学的研究から、この突然変異個体が特定の酵素を欠いていることを発見して、一遺伝子一酵素説を思いつきます。そして材料をアカパンカビに変えて、Ｅ・テータム（一九〇九－一九七五）と共同で、この菌類の栄養要求に関する多数の突然変異体を使って、突然変異がそれぞれ一個の遺伝子で起こっていて、それが必須栄養素合成経路の一つの酵素をつくれなくしていることを一九四五年に証明したのです。

遺伝子の本体がＤＮＡであることをオズワルド・エイヴリー（一八七七－一九五五）が証明するのは一九四四年のことですが、もちろん、それ以前に化学者による核酸の科学的性質についての地道な研究があったことはみのがせません。エイヴリーは一九二八年にフレデリック・グリフィスが見つけていた肺炎双球菌の形質転換という現象に取り組み、それを引き起こす物質がＤＮＡであることをみごとな実験によって証明したのです。こうしてＤＮＡが遺伝物質であることはわかったのですが、それがどういう仕組みで遺伝し、どうして形質転換を引き起こすのかは依然として不明でした。実を言えば、当時はまだ遺伝子の本体は染色体のタンパク質（ヒストン）だと考える学者がたくさんいて、完全に受け入れられたわけではなかったのです。

遺伝子の実体解明に向けて、やがて物理学の世界から援軍がやってきます。生命現象を新たなフロンティアと考えるニールス・ボーアの一九三二年の「光と生命」という有名な講演や一九四三年のエルヴィン・シュレディンガーの『生命とは何か』という本に刺激を受けた、多くの若手理論物理学者たちが遺伝学になだれこんできて、分子生物学というまったく新しい領域を開拓しはじめます。その代表は、マックス・デルブリュックとサルヴァドール・ルリアで、彼らは大腸菌とバクテリオファージという実験材料を使って、遺伝子の本体を解明するためのデータを築き上げていきました。これによって世界中の研究者が同じ材料を使って研究することが可能になり、生物学は記載的な科学から実験的な科学へと変身をとげることになります。

(3) 二重らせんモデル

そして、一九五三年にあの有名な、ワトソン＝クリックの二重らせんモデルが提唱されます。『ネイチャー』に発表されたわずか一ページの論文です。ジェームズ・ワトソン（一九二八－）はデルブリュック、ルリアの弟子で、遺伝情報の複製に関心がありました。F・H・C・クリック（一九一六－二〇〇四）は原子核物理学者で、彼がいたキャヴェンディッシュ研究所はX線結晶回折のメッカと言われていました。こまかなことは省きますが、二重らせんモデルの構造はX線回折像（この面でウィルキンズがノーベル賞を受けますが、最大の功労者はロザリンド・フランクリンでした）によく合致し、相補的塩基対（AアデニンとTチミン、GグアニンとCシトシン）の存在が、遺伝情報の複製機構を暗示するものでした。この革命的なモデルによって、分子生物学は一挙に花開きますが、この背景には多くの基礎研究があったことを忘れてはなりません。

五五年にはRNAの人工的合成が成功し、五六年にはDNAポリメラーゼおよびtRNAが発見され、五七年には、DNAが半保存的に複製されることが証明され、このモデルの正しさはほぼ証明されました。

これをうけて五八年にクリックはセントラル・ドグマを唱え、DNA→RNA→タンパク質という情報の流れを明らかにします。そして六五年にはDNAの四つの塩基を文字として二〇種類のアミノ酸を指定する遺伝暗号がすべて解読されます。暗号というのは、ATCGという四つのアルファベットの並びのことで、文字が三つで一つのアミノ酸を決定しています。またtRNAの全塩基配列（RNAではチミンがウラシルに置き換わっています）が決定されるなど、遺伝情報の本体としての地位はゆるぎないものとなりました。

その後、研究がすすみ、DNAからの遺伝情報発現の詳細が明らかになってくると、当初クリックが考えていたように単純な話ではないことが明らかになってきます。セントラル・ドグマに反するRNA→DNAという逆転写反応や、動きまわる遺伝子トランスポゾン、あるいはDNAからRNAに転写されたあとの修飾が知られるようになりました。つまりDNAにはアミノ酸を指定する情報をもつエクソンと無意味なイントロンという部分があり、転写後にイントロン部分を切り捨ててつなぎ合わせたあと、タンパク質に翻訳されるのです。さらにヒトゲノム計画以後の詳細な研究によって、遺伝子相互が非常に複雑なフィードバック機構をもっていることも明らかになってきています。

3　生命工学の発展

(1)遺伝子組み換え技術への道

さまざまな遺伝子の塩基配列の決定に大きな役割を果たした技術は、一九七〇年の制限酵素の分離です。これはDNAの特定の配列のところで切断する酵素で、現在五〇〇種類以上の制限酵素が知られていて、種類によって切断部位は異なります。DNAを小さな断片にすることができてはじめて、解読作業がおこなえるようになったのです。また、断片どうしを接着するためのDNAリガーゼという酵素を使えば、自由自在にDNAを切断して、つなぎ合わせることができるようになったのです。

一九七二年にポール・バーグ（一九二六－）はこの技法を使ってSV40というサルの癌ウイルスの環状DNAに別の遺伝子を組み込むことに成功しました。これがはじめての遺伝子組み換え実験でした。彼はこの組み換えDNAの発現を調べるために、この環状DNAをプラスミド（自己増殖性の小さなDNA）として大腸菌に導入するという計画をある会議で話したところ、研究者のあいだから、大腸菌が発癌性をもつようになったらどうするのだという強い危惧の声が挙がり、これがきっかけでアシロマ会議が開かれます。そして厳しいガイドラインが決められます。この会議の意義は科学者自身が危険性を意識し、自主的に自己規制をおこなったという点で画期的なものでありました。

現実には、危惧されたような事態は起こらず、この組み換えDNAをプラスミドとして使って大腸菌内で特定のDNAを増やすという遺伝子組み換え技術は、七三年にはスタンリー・コーエンとハーバート・ボイヤーによって確立されます。この手法は遺伝子クローニング法として広く使われ、マキシムとサンガーによるDNA塩基配列決定技術と組み合わせて、高等生物の塩基配列解析は急速に進展しますが、その後、八五年にK・マリス博士がPCR法（ポリメラーゼ連鎖反応。現在では好熱菌のDNAポリメラーゼが使われています）という巧妙なDNA増殖法を開発することによって、遺伝子クローニングをしなくとも大量のDNAを増幅することが可能になり、ヒトゲノム計画への道が開かれました。

(2) ヒトゲノム計画

人間のＤＮＡの全塩基配列を決定すれば、医療や製薬などにはかりしれない利益がもたらされるのではないかという期待のもとに、米国でヒトゲノム計画が産業界、学界や役人の口の端にのぼり始めるのは一九八五年のことです。一九八九年にはかのジェームズ・ワトソンが米国国立ヒトゲノム解析センターを設立して初代所長となり、精力的に世界各国に国際的共同計画の必要性を説き、一九九一年に、英米仏独に日本、中国を加えた国際的プロジェクトとして、ヒトゲノム計画が発足します。途中から商業目的のベンチャー企業（セレラ社）などが参入して、激しい先取権争いが繰り広げられます。日本では、一九九八年に設立された理化学研究所ゲノム科学総合研究センターがその中心になります。そして二〇〇〇年六月二六日に、国際ヒトゲノムプロジェクト・チームと、セレラ社がそれぞれ独立にヒトゲノムの全容をほぼ解明したと宣言し、米国と英国では、クリントン大統領とブレア首相が共同テレビ会見をし、その歴史的意義を強調しました。解読結果は、二〇〇一年に国際チームが『ネイチャー』に、セレラ社が『サイエンス』のホームページに論文を載せて報告しました。

実は、この時点では完全に解読されたわけではなく、一割ほどの未解読の部分があり、その後、少しずつ解読がすすめられています。二〇〇四年四月に発表された最新の結果では、ヒトの遺伝子の総数は約二万二〇〇〇個になりました。解読宣言当時ヒトゲノムの総数は約三万二〇〇〇個と推定されていたのですが、このなかには偽遺伝子や重複してかぞえているものがあり、詳細な研究の結果、こういう数になったのです。ヒトの塩基配列の総数は約三〇億で、当初は遺伝子の数は一〇万個くらいと考えられていたことからすると、驚くべき少なさで、ショウジョウバエでさえ遺伝子の数は二万個なのです。このことは人間らしさが遺伝子の数そのものよりも、遺伝子と遺伝子、遺伝子とタンパク質の複雑な相互関係によって生まれるものであることを示しています。ちなみに人種差は〇・〇一パーセントで、遺伝子の七四パーセントは他の動物と共通でした。

ヒトゲノム計画によって明らかになった病気の遺伝子やその治療法については、次章で詳しく説明しますが、ヒトゲノム計画で使われた方法がほかの生物にも応用され、ショウジョウバエ、イネ、エレガンスセンチュウ、マウス、ラット、ホヤ、ビール酵母、マツタケ、イヌ（ボクサー犬）、ニワトリ（セキショクヤケイ）などのゲノムがつぎつぎと解読されています。現在、そうしたゲノムの比較研究によって、遺伝子進化の全容がしだいに明らかにされつつあるところです。

4　遺伝子とゲノム

(1) ゲノムとは何か

順序が逆になりましたが、そもそもゲノム（遺伝子 gene と染色体 chromosome の頭と尾をつなぎあわせて genome で、九二〇年にドイツの植物学者ハンス・ヴィンクラーが造語したものです）とは何かということを説明しておく必要があります。簡単にいうと、ある一個体がもっているすべての遺伝子情報のセットです。遺伝子の本体はＤＮＡで、染色体に含まれていることはすでに述べましたが、非常に複雑な入れ子構造で入っています。ＤＮＡの紐がヒストンというタンパク質にヨーヨーのように巻き付いたものが集まってクロマチン繊維をつくり、これがループ状に折りたたまれたものがクロモメアで、これがさらにループ状に折りたたまれたものが染色体です。

有性生殖をする生物の細胞は、母親由来と父親由来の二セットの染色体をもっています。それぞれのセットは細かな点でちがいがありますが、基本的には同じなので、生きていくためには一セットあれば十分です。この一セットをゲノムと呼んでいます。二セットもっていることで、片方がなくなったり故障したりした場合の安全保障になったり、遺伝的な変異を生みだすという利点があります。人間の体細胞の染色体は四六本ありますが、そのうちの四四本は相同染色体と呼ばれるように二二本ずつの同じものからなっています。残りの二本は性染色体です。男はX染色体とY染色体、女はX染色体が二本です。Y染色体は男にしかないので、この塩基配列を比較することによって、男系の祖先を知ることができます。これに対して、女系の祖先は母親からしか伝わらないミトコンドリアDNAの塩基配列比較でたどることができます。

いまでも新聞や教科書などでは、遺伝子は「生物の設計図」であると書かれていることがありますが、これは誤解を招く表現です。むしろ遺伝子はハードとしての肉体に対するソフトであり、個々の遺伝子は一つのサブ・ルーチン・プログラムであると考えたほうがいいでしょう。つまり、遺伝情報はできあがったものの設計図でなく、そこには作り方（レシピ）が書かれているだけなので、できあがる形質は作り手によって微妙にちがってくるのです。DNAはすべての生物に共通のプログラム言語（遺伝暗号）で書かれているため、どんなハードに入れても原理的に解読できるのです。ですから、たとえばネズミの遺伝子をショウジョウバエに入れても、そのプログラムはきちんと実行されるのです。

（2）誰のゲノムか

ところで、ヒトゲノムとは何でしょう。すべてのゲノムは個人によって異なっているのですから（眼の色ひとつとっても青い人も赤い人もいるわけです）、抽象的なヒトゲノムをもっている人など存在しないはずです。いったいゲノム解析は誰のゲノムを調べているのでしょう。一般的には、たまたま選んだ個体のゲノムということになります。しかし国際プロジェクトの場合には、人種的な多様性を考慮するため、世界各地から二〇〇人を選んで、ゲノム解析し、個人によって塩基配列が異なる場合（これを一塩基多型突然変異、SNPと呼んでいますが、ヒトでは一四〇万～二一〇万もあります）、最も多数のものを標準ということにしています。しかし競合するセレラ社の場合は、なんと創業者クレイグ・ヴェンダー氏、その人のゲノムであったことが本人によって発表されています。なお、二〇〇七年にはジェームズ・ワトソンの全ゲノムも解読されています。

（3）遺伝子概念の多様性

メンデル以来、遺伝子の概念は変遷し、現在でも使う人によって非常に多様な意味で使われています。機能単位としての最小の遺伝子はシストロンと呼ばれるもので、分子遺伝学者はこれを遺伝子と定義します。シストロンにはタンパク質のアミノ酸配列やリボソームRNAなどの塩基配列を指定する構造遺伝子のほかに、調節遺伝子なども含まれています。一つのシストロンによって指定されるタンパク質（多くは酵素）に一つの突然変異がおきると、その機能の異常によって病気が起こります。鎌状赤血球貧血症、血友病、フェニルケトン尿症、ハンチントン病などは、そうした遺伝病の典型的な例で、これらの場合、たとえば、「ハンチントン病の遺伝子」というのは、一つの（変異した）構造遺伝子を指しています。

しかし、このような一つの遺伝子のみが原因となる病気はむしろ例外的であり、大部分は、先天性心疾患のように複数の遺伝子がかかわっていたり、糖尿病、高血圧、心臓病などのように遺伝的要因と環境的要因が複雑に絡み合って発症したりするものです。したがって、「先天性心疾患の遺伝子」や「糖尿病の遺伝子」

というとき、その遺伝子は病気の原因の一部であるにすぎません。

「癌遺伝子」の場合はさらに複雑です。癌そのものに多様な種類があるうえ、その発症にはウイルスやその他の環境要因も絡んでいます。発癌機構の解明は医学の大きな課題でしたが、近年の研究によって癌化した細胞には特有の遺伝子変異があることが立証され、癌化にかかわるそうした遺伝子群は癌遺伝子と総称されるようになりました。一方で、欠如によって癌化をもたらす一群の遺伝子もあり、そちらは癌抑制遺伝子と総称されます。癌とは結局のところは、細胞増殖のコントロールが効かなくなった状態のことですが、細胞増殖の制御にかかわるタンパク質は非常に数多くあり、そのどこに異常がおきても発癌につながるので、癌遺伝子および癌抑制遺伝子と呼ばれるものもまた多数にのぼるわけです。にもかかわらず、新聞記事などでは、そうした癌遺伝子の一つでの研究成果が、すべての癌遺伝子にあてはまることのように語られることがよくあります。そのうえこれらの遺伝子はあらゆる正常細胞に存在し、変異が生じたときにのみ（発癌には、複数の癌遺伝子と癌抑制遺伝子における変異を必要とする場合が多い）癌化をもたらすものですから、通常の意味での親から子に遺伝する「病気の遺伝子」ではないのです。

また、人間の眼や鼻といった非常に精妙な構造は、一つの受精卵が細胞分裂を繰り返しながら個体発生をつづける過程で、しかるべき遺伝子群に順序よくスイッチが入っていくことによって達成されるのですが、ショウジョウバエの研究では、眼の形成には少なくとも二〇〇〇以上の遺伝子がかかわっていることが分かっています。そこで「眼の遺伝子」という言葉はいったい何を意味するのでしょうか。

ヒトゲノム計画以降の分子遺伝学で明らかになっているのは、ホックス遺伝子という特定の塩基配列をもつ遺伝子群が個体の形態形成に重要な役割を果たしていることです。ホックス遺伝子はマスター遺伝子とも呼ばれ、他の遺伝子の活性を制御する物質をつくりだし、空間的・時間的にみごとに調整された連鎖的な遺伝子の活性化を引き起こすことによって（遺伝子カスケード）、眼のような複雑な器官をつくりだすのです。

（4）行動の遺伝子

それでは、行動の遺伝子についてはどうでしょう。行動の基本的な枠組みが遺伝的に決定されているのは確かですが、DNAに書かれた遺伝情報が行動に至る道筋は遠大なものであり、まだほとんど解明されていないのが実情です。行動の遺伝子として、今のところはっきり分かっているのは、体内時計を決めている時計遺伝子（これもたくさんあります）や、性行動や学習能力の異常にかかわる遺伝子などごく少数しかありません。

すでに述べたように、DNAが直接に指定できるのはタンパク質のアミノ酸配列だけです。できたタンパク質が酵素として、あるいは成体の構造材として、あるいは情報伝達物質として、複雑な相互作用の連鎖のはてに、最終的な表現型、この場合には特定の行動パターンをつくりだすのです（当然ながら、環境要因の影響を含めて）。

最も広い意味で、表現型となる行動パターンの原因を遺伝子と呼ぶ（たとえば「狩猟行動の遺伝子」というふうに）ことは必ずしもまちがいとは言えません。しかしそれだけなら、かつて、あらゆる行動を「本能」のせいにしたのと同じことであり、科学的な意味はありません。

「○○行動の遺伝子」という言い方が科学的に意味をもつのは、遺伝子から最終的な行動の発現に至る道筋が確定（少なくとも推定）できる場合だけなのです。そのためには、その行動は生物学的に定義されたものでなければなりません。「ゲイ」や「ホモ」や「浮気」や「恋愛」といった概念はきわめて人間的なものであり、生物学的に定義された単純な性行動ではありません。生物学的に定義できない以上、道筋を解明しようがなく、したがってその遺伝子について云々することはできないのです。

ましてや、人間の陽性な気質類型と特定の遺伝子変異と統計的な相関があるだけで、「幸福の遺伝子」を見つけたなどというのは、血液型占いと何ら変わることのない非科学的ご託宣にすぎないのです。さまざまなアンケート結果などによれば、ずいぶんたくさんの人が血液型人間学を信じているようですが、科学的根拠はまったくありません。もちろん血液型が性格に一〇〇パーセント影響を与えないという立証は不可能ですが、科学的な議論に乗るためには、まず性格というものをどのように定義し、測定するのかの基準が明らかにされなければ話になりません。

8章

遺伝子病と遺伝子診断

一九七〇年代後半から、ヒトの遺伝子、ことにフェニルケトン尿症の遺伝子など病気の遺伝子が発見されはじめ、これがヒトゲノム計画のひとつの原動力になりました。ヒトゲノムの全容が解明されれば、すべての病気が治療できるようになるのでないかという夢が、研究者を駆りたてることになったのです。

実際には病気はすべて遺伝子によって決まるわけではありませんし、前章でも述べたように、癌など多数の遺伝子がかかわっているものや、多くの生活習慣病のように環境要因が大きい病気のほうがむしろ多いわけですから、ゲノムが解析されても、すべてが解決されるわけではありません。とはいえ、一つの遺伝子の変異が原因となって起こる病気が多数あることも事実です。つぎに示すのは、そのうちのごく一部です。

おもな単一遺伝子病	おもな症状	染色体番号
常染色体優性（変異遺伝子一つで発症）		
ハンチントン（舞踏）病	成人で発症。進行性、一〇～二〇年で死亡	四
家族性大腸ポリポーシス	大腸癌を多発	五
マルファン症候群	骨格の異常など	一型一五、二型三
神経線維腫症	五〇パーセントは突然変異	一型一七、二型二二
軟骨無形成症	小人症	四
常染色体劣性（変異遺伝子二つで発症）		
囊胞性線維症	外分泌障害による感染症	七
テイ＝ザックス病	分解代謝異常。二～四歳で死亡	一五

フェニルケトン尿症	代謝異常	一二
鎌状赤血球症	悪性貧血	一一
伴性劣性（女性にのみ発症）		
血友病	凝血不全	X（複数遺伝子）
デュシェンヌ型筋ジストロフィー	筋萎縮	X
レッシュ・ナイハン症候群	自咬症、重度の心身障害	X
腎性尿崩症	尿濃縮不能による多尿、多飲	X

1　遺伝病と遺伝子疾患

遺伝病と遺伝子病は厳密にはちがうものです。遺伝病というのは色盲や血友病のように、親から子に病気の原因が伝わっていくものを言います。これに対して遺伝子病は遺伝子の変異が原因となって起こる病気です。どこにちがいがあるかと言いますと、遺伝子病のなかには突然変異が生じたことによる病気も含まれます。病気によって比率はちがってきますが、一般的にいって、遺伝子病のうちのかなりは遺伝病ではありません。たとえば、神経線維腫症では五〇パーセントが突然変異によるものです。難病の筋萎縮性側索硬化症（ＡＬＳ）は遺伝病でもありますが、二万五〇〇〇人に一人くらいの割合で生じる突然変異による遺伝子疾患です。つまり親からもらった遺伝子に原因がなくとも、生殖細胞（精子あるいは卵子）がつくられるときに突然変異によって遺伝子が異常になるのです。このちがいは、あまり知られていませんが、大事なことです。なぜなら、遺伝子病の子供を産んだ親は自分の遺伝のせいであることを過度に悩むことがあるからです。

こうした例は正常な遺伝子DNAの塩基配列の一か所が置き換わることによって生じる（突然変異）遺伝子病です。これは一〇の六乗に一回ぐらいの頻度で起こりますが、塩基が変わるとアミノ酸が変わり、タンパク質が変わることによって異常が生じます。突然変異のなかには、影響のない中立突然変異もあります。基本的には情報複製のエラーで、DNA複製の際に起こるものと、減数分裂の際に起こるものがあります。一塩基が置き換わる点突然変異のほかに、塩基配列の一部が抜ける（欠失）、余分なものが入る（挿入）、同じ部分がダブる（重複）といったことが起こるのです。DNAレベルでは一塩基が欠失すると、読み取りがずれてしまうフレームシフト突然変異が起こります。

染色体レベルでも欠失、挿入、重複のほかに、逆位、転座などの突然変異があり、それぞれさまざまな影響を及ぼしますが、染色体が一本多かったり、少なかったりということが原因となる遺伝子病があります。たとえばダウン症候群は二一番染色体が余分に一本あることによって起こり、ターナー症候群はX染色体が一本しかない女性に起こります。

（1）遺伝子病の解析

一九七〇年代にはフェニルケトン尿症の遺伝子をはじめとして、多くのヒトの遺伝子が発見されはじめますが、そうした断片的な情報だけでは、遺伝子病の全体像を把握することはできません。病気の遺伝子をゲノムのなかで特定するような解析法が必要でした。遺伝病のゲノム解析における最初の大成功は、一九八三年のジェームズ・グセラとナンシー・ウェクスラーによるハンチントン病遺伝子の解析でした。病気の遺伝子がゲノム上のどこにあるかをつきとめるのは、簡単な作業ではありません。ショウジョウバエのような実験動物であれば、さまざまな形質のかけあわせをすることによって、遺伝子間の距離を測定して、遺伝子地図をつくることができますが、人間ではそんなことはできません。遺伝病の家系を調べて、その塩基配列の特徴から割り出していくほかありません。じつはウェクスラー自身がこの病気の家系で、そこから親戚の家系をたどって大量の遺伝子サンプルを集めることができたのが、成功の大きな要因でした（『ウェクスラー家の選択』の著者アリス・ウェクスラーはナンシーの姉）。制限酵素によってＤＮＡを小さな断片にしたとき、塩基配列の個人差によって、切れた断片の長さにちがいがでますが、その長さのちがいの多型をＲＦＬＰと呼びます。ウェクスラーらは、そうしたＲＦＬＰの一つがハンチントン病遺伝子と連鎖することを見つけて、交叉率から染色体上の距離を算出する連鎖解析という方法を使って、この遺伝子が四番染色体のｐ16という場所にあることをつきとめたのです。

この連鎖解析法の成功が引き金となって、嚢胞性線維症をはじめとして、多数の遺伝子のゲノム上での位置がつぎつぎに確定されていったのです。一九九八年時点では一六〇〇以上の病気の遺伝子が発見されていましたが（McKusick の Mendelian Inheritance in Man（ＭＩＭ）の第一二版（一九九八）による）、現在では、もっと増えて一万二〇〇〇以上もの病気遺伝子が発見されています。先に示した一覧は、そのうちのほんの一部です。なお、これまでにわかっている主要な病気遺伝子のゲノム上の位置は『理科年表』の「ヒト遺伝子座表」で見ることができます。

（２）癌の遺伝子

しかし、多くの病気は多数の遺伝子と環境因子がからんでいるので、簡単に遺伝子解析はできませんが、癌については、多くの癌遺伝子（oncogene）、および癌抑制遺伝子（tumor suppressor gene）がわかっていて、いくつかの癌では発癌のメカニズムもかなりよくわかるようになってきています。とくによくわかっている大腸癌の場合を例にとってみましょう。大腸癌は正常な腸の粘膜細胞から↓小さなポリープ↓大きなポリープ↓癌↓転移という道筋を通ります。この最初の二つの「↓」に関係しているのが、先の一覧にある家族性大腸ポリポーシスという病気の原因遺伝子であるＡＰＣ遺伝子です。これは実は癌抑制遺伝子の一つで、この遺伝子に変異があるとポリープができやすくなるのです。この遺伝子は五番染色体上にありますので、この染色体が突然変異でなくなっても同じ結果を生じます。二つ目と三つ目の「↓」に関係しているのが K-ras 遺伝子と呼ばれているものです。これは一二番染色体にある癌遺伝子で、大腸癌だけでなく膵臓癌や肺癌にも関係しています。したがって一二番染色体の欠失は抑制的にはたらきます。三つ目と四つ目の「↓」に関係しているのは一七番染色体にあるｐ53という癌抑制遺伝子の突然変異で、単独ではリー・フラウメニ症候群という病気の原因遺伝子です。この突然変異遺伝子は、乳癌や肺癌にも関係しています。当然一七番染色体の欠失は同じ効果をもちます。四つ目の「↓」に関係しているのが、一八番染色体にあるＤＣＣという癌抑制遺伝子で、こちらもこの染色体の欠失が同様の効果をもちます。

このように、発癌は何段階もの複雑なステップを経て進行し、多数の遺伝子が関係していることがあきらかになっています。ヒト以外の癌遺伝子は一九七〇年代に発見されていましたが、ヒトの癌遺伝子はロバート・ワインバーグが八二年にはじめて見つけます。そして、それがラットのもつ ras という遺伝子とほぼ同じであることがわかりました。その後、ぞくぞくと発見がつづき、現在のところ、癌遺伝子は数百種類、癌抑制遺伝子は一七〇種類以上発見されています。癌遺伝子は正常な体の細胞分裂を制御している癌原遺伝子（proto-oncogene）の突然変異によって生じ、癌抑制遺伝子が同じく突然変異によって細胞分裂を抑える機能を失ったときに発癌すると考えられています。比喩的に言えば、細胞分裂のアクセルが入りっぱなしになり、ブレーキが故障した状態が癌細胞ということができるでしょう。

(3) アイスランドの実験

病気の遺伝子を確定するためには、病気の人のＤＮＡだけでなく、遺伝的な関係を解明するための家系がよくわかっていないと不可能です。それにあまり遺伝的な多型の多い集団で解析するのも困難をともないます。その点で、島国で家系がしっかりたどれるアイスランドは理想的と言えます。

一九九八年の一二月に、アイスランド議会はカーリー・ステファンソン博士が創業したデコード・ジェネティクスという一民間企業に、国民健康医療データベースを構築する許可を与える法案を可決しました。そして二〇〇〇年の一月に政府から正式の権利を獲得します。この計画はアイスランドが九世紀以来、ほとんど他国からの人口の流入がなく遺伝的に均質な人々からなること、そして何世紀にもわたる家系図があることを前提にしています。これに医療行政部門からの医療記録データを一元的に管理することによって、最高レベルの保健医療を提供すると同時に、このデータベースを利用して、生活習慣病や精神病の原因遺伝子を発見しようという目論みで、実際に創業四年目で一五の遺伝子を発見しています（さらに言えば、それによる新薬の開発が営利的な目標です）。

しかし、遺伝情報を提供するのは国民で、個人情報のプライバシーが守られるのか、そして何よりも営利目的の民間企業が国家的なデータを利用するのが許されるのかといった、まさしく生命倫理にかかわる疑問がでてきます。当然激しい反対運動が起きたのですが、最終的には国民の圧倒的な支持を得て、法案は可決されたのです。国民の遺伝的な均質性や家系が比較的たどりやすいなどの点は日本も共通するところが多いので、日本にとっても貴重な先例と言えるでしょう。

なぜ圧倒的な支持をえたのでしょうか。ステファンソン博士が生粋のアイスランド人であるということも一つの要素ですが、この計画に対してヨーロッパとアメリカの製薬会社が巨額の投資をし、国家的に大きな経済的恩恵を与えたことも見逃せません。また、できた新薬はアイスランド人に無償で提供することを約束し、医療システムの整備とあいまって、医療支出の軽減が見込まれるという見通しもありました。

しかし、それだけでなく、プライバシー保護のために周到な対策を講じてもいます。政府組織であるデータ保護委員会がデータ提供者の身元を暗号化し、また健康医療データベースの情報も暗号化して、関係者の誰ひとりとして個人を特定できないようにしました。実際に、デコード社が開発した暗号化の手法は外国の研究者や医療機関に販売されているのです（ただし、ハッカーたちのセキュリティ突破能力を考えると、これが一〇〇パーセント安全だとは言えないでしょう。しょせん人間が考えたことは、人間によって乗り越えられてしまいますから）。

にもかかわらず反対論は根強く、現時点では、アイスランドの実験はかならずしも成功しているとは言えないようです。同様の試みは、英国の民間研究助成機関であるウェルカム・トラストによっても「バイオバンク計画」としてなされていますが、こちらもさまざまな事情で、構想どおりの成果をあげていません。ここにも、公共の利益とプライバシーの対立という構図が見られるわけです。

2　遺伝子診断（スクリーニング）

このように病気の原因遺伝子が突き止められてくると、つぎに考えられるのは遺伝子治療と、患者の体質にあったテーラーメード（オーダーメード）医療の可能性です。そのためには、まずどの遺伝子に欠陥があるのかという診断をしなければなりません。そこで遺伝子診断ということになります。個人的になされるものと、集団検診すなわちスクリーニングとがありますが、いずれにせよ、異常が見つかったときの処置に関して、倫理的な判断が要求されるので、厳しい議論がつきまといます。

（1）新生児の遺伝子スクリーニング

遺伝子診断は原理的に四つの段階でおこなうことができます。成人、新生児、出生前の胎児、そして着床前の受精卵です。このなかで、最初にスクリーニングが実施されたのは、新生児のフェニルケトン尿症のスクリーニングで、ヒトゲノム計画がはじまるよりもずっと前のことでした。フェニルケトン尿症というのは、遺伝性の酵素欠損代謝異常で、フェニルアラニンというアミノ酸が分解できずに、血液や脳に蓄積する病気です。ほっておくと知能障害をもたらします。しかし、早期に発見して、フェニルアラニンを抑えたミルクで育てると障害を防ぐことができます。したがって早期発見が非常に大切です。一九六一年に新生児の脚の裏からとった微量の血液で診断できる方法が見つかりました。

それを受けて六二年にマサチューセッツ州で、フェニルケトン尿症スクリーニング法が制定され、その後数年のうちに、全米四三州とワシントン特別区で同様の法律がつくられます。アメリカでは毎年生まれる約三〇〇万人の新生児のうち、真性の患者は二〇〇人程度（約一万五〇〇〇人に一人）ですが、初期には検査の精度が悪くて、三〇〇〇人くらいひっかかりました。日本では、ずっと遅れて七七年に実施されますが（患者数は約八万人に一人）、法令によらずに国が保健所に補助金をだすという形で実施されています。

つづいて、地上からの病苦と貧困の撲滅をスローガンとして掲げるニクソン大統領の時代の一九七二年に、前年の癌基本法につづいて、鎌状赤血球抑止法およびサラセミア貧血症抑止法（時限立法）が制定され、これらの病気のスクリーニングとカウンセリングおよび教育に多額の国家予算（三年間で一億ドル以上）が投入されることになります。これを受けて、七三年から七四年にかけて一七州で鎌状赤血球症スクリーニング法が制定されました。この遺伝子は先にも述べましたが、ホモ（変異遺伝子を二つもつ）だと重症の貧血になるが、ヘテロ（変異遺伝子一つ）だとマラリア抵抗性をもつという遺伝子です。かつてマラリア多発地帯に暮らしていた黒人に多く、一〇人に一人が保因者で、新生児五〇〇人当たり一人の割合で発病します。しかし、こちらは有効な治療法がないので、発見することに治療的な意味はなく、意味があるのは結婚に際して、ともにヘテロ保因者である場合に、子供に発病の危険性があることがわかるという点だけです。それどころか逆に、健康に何の問題もないヘテロ保因者が警察・軍隊・消防などから解雇されるという差別を生むことになりました。結局、この法律はその後改正を重ねたのちに、有名無実化してしまいます。

連邦政府はこの法律が期限切れになったあとに包括的な遺伝病法を制定し、鎌状赤血球症、サラセミア貧血症、テイ＝ザックス病、ハンチントン病、血友病を中心とした遺伝病の基礎研究を重点的に支援することを決め、各州のカウンセリング・新生児クローニングに財政援助を与えました。

日本では、一九七七年に公費による全国的スクリーニングが開始されましたが、対象となったのは、フェニルケトン尿症（患者数は八万人に一人）、メープルシロップ尿症（四〇万〜五〇万人に一人）、ホモシスチン尿症（四〇万〜一〇〇万人に一人）、ガラクトース血症（五万人に一人）、およびヒスチジン血症（七〇〇〇人に一人）でしたが、ヒスチジン血症は一九九二年に、治療の必要がないことがわかり、検査項目から除外されました。代わりに、一九八〇年から先天性甲状腺機能低下症（クレチン症）（八〇〇〇人に一人）、一九八八年から先天性副腎過形成症（二万人に一人）が加わりました。

(2) 遺伝病の人種差

こうしたスクリーニングは、治療法やカウンセリングなどの支援体制が整っていなければ意味がないわけですし、宗教上の理由で検査を拒否する人々がいるためにチェックされない患者がいるといった問題もあります。また、遺伝病の頻度は人種によってちがいのあることがあります。黒人に鎌状赤血球症が多いことは述べましたが、逆にフェニルケトン尿症は非常に少なく、たとえば、ワシントン特別区は三年間で一三万五〇〇〇ドルの費用をかけて七万七〇〇〇人の新生児をスクリーニングしても一人も見つからなかったために、フェニルケトン尿症スクリーニング法を廃止してしまいます。テイ＝ザックス病は東欧系ユダヤ人に多く、ふつうの白人の一〇〇倍の割合で保因者がおり、三〇人に一人という高率です。このスクリーニングの場合、夫婦が保因者の場合、赤ん坊は産まれても二〜四歳で死ぬので、羊水検査で患者であることがわかった場合には中絶するという処置をとることによって、この病気の発生率は八〇パーセント近く減少しました。ハンチントン病も日本人には一〇〇万人に五〜六人というまれな病気ですが、欧米人では一〇万人に四〜一〇人と一〇倍以上の頻度です。

こういう民族差があるため、しばしば検査結果が人種差別と結びつきやすいという危険性があるだけでなく、一般的に保因者であること自体が差別の対象になるという傾向があります(かつてのライ病や結核、最近のエイズなどがそうであるように)。

(3) 成人の遺伝子診断

成人の遺伝子診断は先に述べた鎌状赤血球症やテイ＝ザックス病のように特定の集団に高頻度に見られる場合にスクリーニングがおこなわれることはありますが、原則的には個人単位でおこなわれます。現在のところ、遺伝子検査は以下のような目的でおこなわれています。（a）患者の遺伝疾患が疑われる場合に、診断を確定するため。（b）病原菌やウイルスなど外来遺伝子を特定するため。（c）個人の病気のリスク、たとえば肺癌の発症リスクを予想するため。（d）家系的な遺伝疾患の可能性を確かめるために、親が遺伝相談の一環として受ける。

最後の（d）が倫理的に厄介な問題を引き起こします。実はこれにも二通りあります。一つは、ハンチントン病のように成人になってから発症する遺伝病で、親が発症している場合、自分も発症する可能性が高いので、これを調べるようなケースです。もう一つは自分の家系に遺伝病があり、自分が保因者で、子供に発病の可能性があるかどうかを調べる場合です。可能性があるとわかったときには、親は重大な判断を迫られます。異常の可能性を覚悟して産むか、胎児の羊水検査をして、その結果で覚悟を決めるかです。

（4）出生前診断

生まれる前の子供の状態を調べる方法は大きく分けて三種類あります。一つ目はX線、超音波、MRIなどによる直接的な画像診断です。無頭症、口唇裂、指の欠損、心臓奇形などが識別できます。二つ目は胎児の細胞を取り出し（羊水穿刺、絨毛検査、臍帯採血）遺伝子検査をする。三つ目は体外受精の場合ですが、受精卵の核を調べるもので、いわゆる着床前診断です。着床前診断では一般に障害遺伝子をもつ胚は廃棄され、異常のない胚のみが子宮に戻されます。ここには暗黙の優生的処置がおこなわれているわけです。一般的な方法は、DNAを抽出し、PCR法で増幅してから、プローブ（DNAチップ）を使って変異DNAを探し出すというものです。ダウン症候群の場合には染色体検査でわかります。

この結果に対する評価および判断は非常にむずかしいものがあり、また病気の種類によって事情はまったくちがってきます。出生後、単純な外科的手術や、あるいはフェニルケトン尿症の場合のように食餌管理によって健常な生活が送れる場合には、親が産むことを決断するのは比較的容易です。逆に無頭症やテイ＝ザックス病のように、生まれてもすぐに、あるいは二、三年のうちに死ぬ運命を免れることができないという赤ん坊の場合には、中絶を決断することも比較的容易でしょう。

しかし、ダウン症候群の場合には親はきわめて困難な選択を迫られます。ダウン症児は健常者とくらべて、精神的・肉体的に多くのハンディキャップをもち、親は多くの経済的・肉体的負担を強いられることになりますが、ひとりの人間として人生をまっとうすることはできます。ダウン症児をもつ多くの親は、天からの授かりものとして、その子供をたいせつに育てています。もし、遺伝子診断によってダウン症候群であることがわかったとき、中絶するのが正当化されるなら、そうした親たちは、自分の子供の存在を否定されたように思うでしょう。

さらにむずかしいのは、赤ん坊がハンチントン病のように中年（三五歳〜五〇歳）になって発症する病気をもっているとわかったときの判断です。中年までは何の問題もなく生活できるのですから、こんなことを知らされても親はいったいどう判断すればいいのでしょう。ここから遺伝子診断に対する強力な反対論が出てきます。本章の最初のほうで出てきたウェクスラーという研究者は自分の母親がハンチントン病を発症しているので、自分もそうである可能性が五〇パーセントあります。いや、むしろ遺伝子診断すれば一〇〇パーセントわかるはずです。しかし、彼女は断固としてそれを拒否して、知らない権利というものを主張します。そんなことは知りたくないというわけです。人は誰もどうせいつかは老いて死んでいくわけですが、何歳何か月で死ぬなどということは、たとえわかったとしても知りたくはないだろうというわけです。

(5) 遺伝子診断と生命保険

遺伝子治療は、各個人の遺伝子診断が前提になるわけですが、これがもし組織的におこなわれるようになると、ひとつの大きな社会的問題を引き起こすことになります。それは、保険制度です。

一九九六年に日本の生命保険協会の遺伝子研究会は、概略次のような報告をしています。

「遺伝子検査が将来どのように進展していくのか速断できない現在、遺伝子検査に関しても、商法や判例で示されている生命保険の危険選択の基本に則り、生命保険契約の締結にあたっては〈危険選択上告知すべき事項〉について、保険申込者が知っているならば、保険会社も知る権利がある。また、日常診療で通常行なわれる検査になったならば、保険審査においても、危険測定の資料を得る目的として、保険会社はその検査を採用することができる〉という立場を保険会社は保持すべきであろう」。これは保険制度にとっての深刻な脅威です。誰も自分の寿命はわからない。いつ病気になるかもわからないということを前提に、みんなでそのリスクを平等に負担しましょうというのが、保険の原理だったわけですから、これはその前提が崩壊してしまったことを意味します。

アメリカではすでに、保険会社が加入希望者に遺伝子テストを要求する例が増えていて、病気の保因者に高い掛け金が要求されるという事態が起きています。二〇〇〇年には、当時のクリントン大統領が、大統領令によって、遺伝子診断の結果を公務員の採用や昇給に利用してはならないという禁止令をだしました。全米三九州で保険契約についての遺伝子差別を禁じる法律が制定され、一五州で雇用差別を禁じる法律が施行されています。英国でも保険会社が加入者に遺伝子テストを強要することを認めていませんが、結果を利用することは認めています。スウェーデンやフランスも、保険会社が遺伝子情報を用いてリスク評価することを認めています。日本ではまだ、ルールは存在しません。

いまのところ、それぞれの国で足並みはちがっていますが、誰もが遺伝子検査を受けるようになれば、当然保険会社はそのデータを要求するようになるでしょう。危険性の高い人は掛け金が大きすぎて掛けられない、低い人は掛けても意味がないから掛けないということになれば、保険制度そのものの崩壊につながっていくことになるかもしれません（むしろ加入者にとって望ましい結果をもたらすという分析をしている経済学者もいますが）。

営利企業としての保険会社とは別に、国家の医療保険制度がどう対処するのかという問題もあります。最もおぞましい予測は、保健医療予算の削減のために、国家が優生主義的な政策を採用するという危険性であります。

繰り返しになりますが、どういう政策をとるかは、結局のところ国民の総意です。一人ひとりがよくよく考えて判断するしかありません。ただ、そのとき、いつ自分も弱者になるかわからないということを踏まえて、弱者への配慮を忘れないで頂きたいと願うのみです。

3 遺伝子治療

ヒトゲノム計画が標榜した目的の一つが遺伝子治療です。遺伝子のまちがっている場所がわかっているのなら、遺伝子操作によって治療できるのではないかというのです。あるいはその異常遺伝子のためにつくれないタンパク質を補うという形の治療も可能です。

一九八〇年にカリフォルニア大学ロサンゼルス校のマーチン・クライン教授が重度のベータ・ゼロ・サラセミア貧血症（βグロビン鎖の形成異常による）患者の骨髄細胞を取り出し、正常なβグロビン遺伝子を取り込ませて、患者の骨髄に戻すという実験をおこなっていて、これが最初の遺伝子治療の試みと言えなくもありません。ただし、この実験はずいぶんと乱暴なもので、とても治療効果があったとは思えません。

遺伝子治療というのは、結局のところ、正しい遺伝子を適切な細胞や臓器に入れて、適切な時期に発現させることです。原理的には、生体内（in vivo）法と生体外（in vitro）法という二つの方法があります。前者は体内に直接遺伝子を入れるもの、後者は対象とする細胞や臓器を体外に取り出し、遺伝子を入れてから体内に戻すものです。遺伝子を入れる方法は、基本的には遺伝子組み換えに使われるものと同じです。ベクターというＤＮＡの運び屋を使うのですが、これにはふつうアデノウイルスやレトロウイルスのゲノムの一部が使われます。

いまのところ、いずれの方法にせよ、的確な細胞にうまく望みのＤＮＡを取り込ませるのがむずかしく、成功例はわずかです。

本格的な遺伝子治療で、世界最初の成功例は、米国国立衛生研究所（ＮＩＨ）でおこなわれた一九九〇年のアデノシンデアミナーゼ（ＡＤＡ）欠損症の治療です。この病気はＴリンパ球の異常を通じて、先天性免疫不全症を起こします。患者のリンパ球を体外に取り出し、レトロウイルスをベクターにして正常遺伝子を取り込ませたあと、また体にもどします。この結果、一部のリンパ球でＤＮＡの取り込みが成功し、免疫力が部分的に回復しました。この方法は日本でも、一九九五年に北海道大学病院で実施され、治療を受けた幼児はふつうに通学できるところまで回復したと報告されています。

その後、岡山大学で癌抑制遺伝子ｐ53の変異による肺癌患者に正常ｐ53遺伝子を注入して、一定の抑制効果をあげたのをはじめ、多くの大学や病院で、腎臓癌（ＧＭ‐ＣＳＦ遺伝子）、閉塞性動脈硬化症（ＨＧＦ遺伝子）、食道癌（ｐ53遺伝子）、乳癌（抗癌剤耐性遺伝子ＭＤＲ１）、肝癌（ｐ53遺伝子）、脳腫瘍（インターフェロン遺伝子）、前立腺癌（チミジンキナーゼ遺伝子、ＧＭ‐ＣＳＦ遺伝子）などの研究計画が実施または申請されています。

遺伝子治療は、通常の細胞よりも幹細胞でおこなったほうがより永続的な効果が期待されるわけですが、二〇〇〇年にはフランスで免疫不全症ＳＣＩＤ‐Ｘ１に対してレトロウイルスベクターに組み込んだγｃ遺伝子を造血幹細胞に導入する方法で治療に成功し、二〇〇二年に英国でも成功したと報告されています。

しかし、一九九九年にペンシルヴェニア大学で、ベクターの規定量以上の投与による人為的ミスによる死亡事故があり、また二〇〇二年には、フランスでは先の遺伝子治療を受けた免疫不全症患者がベクターの組み込まれた部位が悪かったのが原因で白血病を発症し、このためにフランスで遺伝子治療が全面的に凍結されることになりました。まだまだ技術的に未熟なところが多く、一般的な臨床技術というにはほど遠い段階にあります。

将来的には、ＥＳ細胞における遺伝子治療によって、かならず遺伝病になるという組み合わせの両親のあいだでも正常な子供をつくれるようになる可能性がありますが、日本の現在における厚生労働省の指針では、胚細胞における遺伝子治療は全面的に禁止されています。

4　テーラーメード医療とゲノム創薬

ヒトゲノム計画の応用面で最も期待されていたのは、ゲノム創薬とテーラーメード医療でした。これによって、個人の遺伝的資質に応じて、薬の効きやすさが異なることに対する対策が可能になるというわけです。たとえば塩分に対する感受性は人によって異なりますが、これに関係する遺伝子がわかっています。その違いに応じて薬の使い方や治療法を変えるのは有効です。二〇〇二年に米国とオランダの共同チームは、乳癌の転移確率を遺伝子から予測できるようになり、これによって不必要な手術を避け、投薬量を抑制することができるようになったという報告をしています。

ゲノム創薬については、多くの製薬会社が遺伝子情報を利用して開発につとめていますが、現在のところ、まだそれほど目覚ましい成果はあがっていません。むしろ、その前段階としてゲノム特許を申請する企業が多く、こちらの方が、将来におよぶはるかに深刻な社会的問題になる可能性があります。

9章

遺伝子組み換え食品

遺伝子組み換え食品についても、多くの生命倫理問題と同じように、激しい賛否両論があります。ここでもまた、絶対的に正しい答えというものはなく、社会的な合意によって判断するしかありません。しかし、現在の議論を見ていると、賛成派にはあまりにも露骨な利益優先主義が見られ、反対派には感情的で非科学的な意見がしばしば見られます。本章では、遺伝子組み換え食品の客観的な位置づけをするための基本的な事実を明らかにしたいと思います。

1　品種改良の歴史

まず、遺伝子組み換え作物が従来の品種改良の延長線上にくるものであること、しかし同時に、そこからの大きな飛躍があることを知るために、品種改良の歴史をざっとおさらいしてみましょう。

(1)　伝統的な方法

2章で述べたように、人類は農業革命以来、品種改良によって農業生産性を高めてきました。近代まで、その方法は基本的には、優良な性質をもつ変わり（突然変異）種を選んで育てる選抜育種と、交雑によって二つの品種の長所を併せ持つものをつくる交雑育種です。収量の高い品種と、病気に強い品種を掛け合わせるというのは、原理的には現在の遺伝子組み換え作物と同じことをしているわけです。

こういう単純な方法でも、時間をかければものすごい改良ができるという典型的な例がイヌの品種改良です。イヌは一万五〇〇〇年前から一万年前に家畜化されたと考えられていますが、現在のような多様な品種ができたのは、それほど古い話ではありません。一四世紀末に書かれたイヌの品種に関する記述では、イヌの品種は六品種しかありませんでした。しかし現在では各国のケンネルクラブごとに約二〇〇品種が公認されていて、おそらく世界では数百種にのぼるだろうと言われています。体重だけみてもチワワの一キログラム前後からセントバーナードの一〇〇キログラム以上まで、一〇〇倍以上の差があり（ネコとトラのちがいに匹敵します）、とても同じ種とは思えないほどちがっています。これらがすべて数百年の古典的な品種改良によって達成されたのです。

日本では、江戸時代以来明治初年までは篤農家による品種改良によって多数の優良品種が確立されていたのですが、明治四〇年代からは、国策として各県の農事試験所が組織的な改良に乗り出し、在来品種の整理、すぐれた品種の純系分離、人工交配による品種改良をおこない、寒冷に強い品種や病害虫に強い品種などをつくりだしていきます。戦前では、一九三四年の沖縄県農事試験所、松永高元によるサツマイモ「沖縄一〇〇号」、三五年の岩手県農事試験所、稲塚権次郎による「小麦農林一〇号」、戦後では、四九年の青森県農事試験場の田中稔によるイネ「藤阪五号」（戦後の冷害克服に大きな役割を果たす）、五六年の福井県農事試験場の石墨慶一郎らによる「コシヒカリ」（農林一〇〇号）、五九年の山梨県果樹試験場の岸光夫による種なしブドウ「デラウェア」、六二年の園芸試験所森岡支場の定盛昌助らによるリンゴ「ふじ」といった改良品種が作出されています。日本で最も広く栽培されているコムギの品種「ホクシン」は九四年に北海道立北見農業試験所で作出された農林一四二号です。こうした公共機関が開発した品種は、独立行政法人種苗管理サンターを通じて、各農家に提供されています。同時に民間でも一九二八年の山形県の佐藤栄助によるサクランボ「佐藤錦」、四五年の静岡県の大井上康によるブドウ「巨峰」、五二年の福島県の大槻只之助によるリンゴ「王林」の開発などをあげることができます。

(2) 突然変異育種から遺伝子組み換えへ

近代科学、ことに遺伝学の発展にともなって、突然変異を人為的に誘発する方法が発達します。突然変異育種と呼ばれているもので、放射線照射（それによって放射能が残留することはありません）と化学物質によるものが主流でした。一九五〇年代にはコルヒチンを使って染色体を倍加させ、新しい品種をつくる倍数体育種が一世を風靡します。有名な例は種なしスイカで、これは四倍体と二倍体の掛け合わせでつくられました。植物は自然状態でも染色体の倍加で新しい種をつくってきました。たとえばダリアの原種は八倍体です。

そしていよいよ一九七〇年代から遺伝子組み換え技術の時代がやってきます。遺伝子組み換えの原理については すでに述べました。農業における組み換え技術の応用は、目的とする遺伝子だけを取り出して操作することによって、従来の品種改良に要した時間を飛躍的に縮小し、これまで不可能だった新しい品種をつくりだすことです。たとえばトマトのゲノムに北極海の魚の不凍遺伝子を組み込むといったことが可能になりました。遺伝子組み換え作物は世界の食糧危機を打開するという大義名分のもとに米国で始められました。

2　遺伝子組み換え作物

(1) 作り方

遺伝子組み換え作物（genetically modified organism ふつうＧＭＯ と略記されます）に使われる具体的な方法は三通りあります。一つはアグロバクテリウム法と呼ばれるものです。アグロバクテリアは土壌中にいる細菌で、植物細胞に自身の遺伝子を移入させる性質をもっていて、自然界でもこの細菌のはたらきで異種の植物間で遺伝子組み換えが起きることがあります。この性質を利用して、アグロバクテリアのプラスミドに目的とする遺伝子ＤＮＡを組み換え技術によって挿入し、これを植物細胞に接触・感染させることによって、植物細胞にその遺伝子を導入するものです。遺伝子組み換え大豆はこの方法でつくられています。

二つ目はパーティクルガン法と呼ばれるもので、目的の遺伝子ＤＮＡを金の微粒子と混ぜ合わせ、高圧ガスで植物の組織や細胞に打ちこみ、植物細胞の遺伝子に取り込ませるものです。三つ目はエレクトロポレーション法と呼ばれるもので、目的とする植物を酵素で処理して細胞壁のない細胞（プロトプラスト）をつくり、それを組み換えＤＮＡと混ぜて電気刺激を与え、細胞に穴を開けて取り込ませるというものです。いずれの方法でも、確率的にしか遺伝子は組み込めないので、マーカーによって遺伝子が組み込まれたことを確認し、確認された細胞を選別、培養してから、完全な植物体を育てるということになります。

こうした手法では、組み込まれたＤＮＡがつくりだすタンパク質の性質を利用するのですが、逆に作物に特定のタンパク質をつくらないようにさせる組み換え技術があり、アンチセンス法と呼ばれています。これはそのタンパク質を指定しているＤＮＡと相補的な塩基配列（アンチセンス）をもつｍＲＮＡをつくるＤＮＡを組み込むのです。すると、このｍＲＮＡにブロックされるために、問題のタンパク質はできないことになります。世界最初の遺伝子組み換え作物として売り出されたフレーバーセイバーというトマトは、この方法で、熟成を促すポリガラクツロナーゼという酵素の合成を抑制したものです。

（２）組み換え作物の開発

一九七三年にコーエンとボイヤーが確立した組み換えＤＮＡ技術を用いて、七五年に米国モンサント社が研究開発に着手します。八四年に初の遺伝子組み換え作物としてタバコが実験的に開発され、九四年には日持ちのよいトマト（フレイバーセイバー）がはじめて商品化されますが、商業的には失敗に終わります。九六年にはモンサント社が一連の除草剤耐性の大豆、トウモロコシ（ラウンドアップレディ系）を商品化します。ラウンドアップというのはグリホサートを成分とする除草剤で、植物のアミノ酸合成にかかわる酵素の能力を失わせることによって植物を枯らしますが、この組み換え作物では、グリホサートに耐性をもつ酵素をつくるＤＮＡを導入しているので、雑草だけが枯れて、組み換え作物は生育するのです。農家にとっては除草の必要がなくなるだけでなく、撒く除草剤の量も削減できるので、米国では爆発的な人気を得てひろまります。九八年には、モンサント、チバガイギーその他数社による共同開発で、飼料用のトウモロコシBtコーンが開発されます。これはBt毒素をつくりだすバチルス菌（*Bacillus thuringiensis*）の遺伝子を組み込んだもので、トウモロコシの害虫アワノメイガがこれを食べると死ぬものです。これはまたたくうちに普及し、その翌年には米国の全トウモロコシの作付け面積の三八パーセントを占めるまでになります。

フランスのアペンティス社も殺虫性の高い遺伝子を組み込んだスターリンクという品種を開発しますが、この殺虫毒素が分解されにくく人間にアレルギーを引き起こす危険性が指摘されているため、主要産出国の米国でも飼料用としてしか認可されていません。このようにして、米国を中心に組み換え作物の作付け面積は急激に拡大します。二〇〇九年時点で米国での遺伝子組み換え作物の作付け比率は、大豆で九一パーセント、トウモロコシで八五パーセントに達しています。

組み換え作物の種類としては、薬剤耐性が七割、害虫抵抗性が三割、全体の一割は両方の性質を備えたものです。そのほかに、他家受精によって雑種第一代のよい性質を維持するために自家受精する植物の花粉形成を妨げる雄性不稔形質を導入した組み換え作物（いわゆる「ハイブリッド種」がトウモロコシでは利用されています）や、ストレスや乾燥に対する耐性を増加させるような組み換え作物もできています。

こうした遺伝子組み換え作物の台頭を受けて、日本でも順次対応策がとられます。八六年には通産省が産業利用のための安全評価指針を策定、八九年には農水省が栽培のための安全評価指針を策定、二〇〇一年には遺伝子組み換え食品表示制度（大豆、トウモロコシ、ジャガイモ、ナタネ、ワタの実を原料とする食品。ただし醤油や油は非表示）がはじまります。しかし、現在では米国から輸入される大豆およびトウモロコシはほとんどが組み換え作物であり、世界の主要な農産物輸出国でも、作付け割合が増えているので、非組み換え作物を輸入するのはむずかしく、表示の意味は失われつつあります。

二〇〇三年には、組み換え作物の拡大に対する危惧から、カルタヘナ議定書が発効します。カルタヘナというのはコロンビアの都市の名前で、ここで一九九九年にこの議定書のための締約国会議が開催されたのにちなんでこの名がつけられています。これは生物多様性条約の一環として、遺伝子組み換え作物など人為的につくられた生物の国境を越えた移動を規制するもので、二〇〇三年六月に批准国が五〇か国を越えたために発効し、日本は同年一一月にこの議定書を締結します。主要輸出国である米国は批准していません。

3　組み換え食品への批判

（1）不安の源泉

遺伝子組み換え作物に対する消費者の目は実際の危険以上に厳しいと思われます。そういう世論形成を導いたいくつかの事件を見ていきたいと思います。まず一九八九年に起きたトリプトファン事件です。遺伝子組み換え作物反対論者がかならずあげる事例の一つです。この年、呼吸困難や発疹など原因不明の症状を訴える五〇〇〇人近くの患者と三七人の死者をだした奇病が米国で発生します。原因を究明したところ、患者が必須アミノ酸の一つであるトリプトファンをサプリメントや抗うつ剤として服用していたことが判明し、それが昭和電工製造のトリプトファン剤であることがつきとめられました。昭和電工はバチルス菌にトリプトファン生産効率を高める酵素の遺伝子を組み換えて、遺伝子工学的にトリプトファンをつくらせていたのですが、この組み換えによって微量の毒素の量も増え、精製過程で十分に不純物を除去しなかったことが原因でした。この事件は遺伝子組み換えそのものというより生産管理の問題ではあったのですが、遺伝子組み換えによって想定外のことが起こるという教訓としては重いものでした。

また、遺伝子組み換え作物の潜在的な危険性を示すような実験が研究者からだされたことも、不安を増大させる要因となりました。たとえば、一九九八年には英国のロウェット研究所のアパード・バズタイ博士が「遺伝子組み換えジャガイモ」を一定期間食べさせたラットに免疫力などの低下が見られると発表しました。さらに九九年には米国コーネル大学のジョン・ロージーらが、Btコーンの花粉を食べたオオカバマダラの幼虫に死亡率の上昇が認められたという論文を『ネイチャー』誌に発表して大きな反響を呼びます。

これらの実験は、その後くわしく検討してみると、作為的な条件があり、遺伝子組み換え作物の危険性を立証できるようなものではないことが明らかになりますが、いずれにせよ、こうした批判的実験は、消費者のあいだにぬぐいきれない不信感を植えつけることになりました。その不安感は、政府当局に大きな影響を与え、九六年にBtコーンを承認済みだった日本でも、当面輸入を認めないという方針がとられることになります。

二〇〇〇年には「スターリンク」事件が起きます。東京の消費者団体が日本で流通が認められていない組み換えトウモロコシのスターリンクが市販のケーキに使われていることを指摘し、これを受けた厚生省（当時）の調査で事実であることが確認されました。先に述べたように、米国で飼料用としてのみ承認され、日本では食用・飼料用ともに未承認のこのトウモロコシが混入していたわけです。その後、米国から日本への輸出向けのトウモロコシにも混入していることがわかり、騒ぎはさらに拡大しました。その後もポテトチップスにおける遺伝子組み換え作物の使用告発は散発的につづいています。

（2）路線変更

ことの善し悪しは別にして、表示問題を通じて遺伝子組み換え食品に対する消費者の根強い不信感を敏感に察知した（九九年当時の世論調査では、七〇パーセント以上の消費者が遺伝子組み換え食品は買いたくないという意思表示をしていました）日本の産業界は、徐々に路線の変更を迫られていきます。九九年にキリンビールは全商品の原料を非組み換え作物に切り換える方向で検討することを決定し、ただちに、サッポロ、アサヒ、サントリーも追随します。

さらに、日清製粉、東ハト、その他の食品メーカーも非組み換え原料への切り換え検討に入り（主要食品メーカー三二三社のうちの三分の二が切り換えの移行を表明）、同時に、多くの食品メーカーが二〇〇一年の表示義務化に先立って、自社製品が組み換え原料を使っていないことを、競って表示するようになりました。大手商社もこの動きを受けて非組み換え作物の調達に走り、一九九九年から二〇〇〇年にかけて、ほとんどの商社が非組み換え作物の輸入量を倍増します。

こうした動きは、米国内にも影響を与えることになります。表示義務化を要求する消費者運動が起こっただけでなく、農務省の定める「有機」食品の基準から、遺伝子組み換え作物を使用した食品が排除されるといった動きがおこりました。

遺伝子組み換え作物が消費者に不評を買った要因の一つは、不安感を十分に払拭できるような提示ができなかったことにありますが、何よりも潜在的なリスクがあるわりに、消費者にはほとんどメリットがなく、儲かるのはメーカーだけという構図が大きかったのではないでしょうか。遺伝子組み換え作物が特別においしいわけでも、破格に安いわけでもないとすれば、わざわざ買う理由はないからです。

そこで、消費者にとって利益のある商品（第二世代組み換え食品）の開拓という方向に路線変更する企業がではじめています。具体的には健康・医療効果のある商品ということです。たとえば、低グルテリン米（オリノバ社）、インシュリン分泌促進米（三和化学など）、ポパイ・レタス（電力中央研究所）、動脈硬化防止効果があるとされるオレイン酸含有量の多い大豆や、心臓発作リスクの軽減に関係するステアリドン酸含有の大豆（いずれもモンサント社）、あるいはβカロチンを多量に含んだ「ゴールデン・ライス」といったものです。

また、まだ商品化のめどは立っていませんが、スギ花粉の抗原を含んだスギ花粉症緩和米も開発されています。さらに食品ではないけれども、バラにペチュニアの青い花の遺伝子を組み込んだ「青いバラ」（サントリーフラワーズ）が日本初の遺伝子組み換え作物として国内で生産されています。

4　遺伝子組み換え作物の社会的問題

(1)　種子戦争

遺伝子組み換え作物の問題と密接に関連しているのが、種苗の販売市場をめぐる種子戦争です。種子戦争が世間の注目を浴びるようになったのは一九八〇年代の初めで、この時期、多くの多国籍企業が種苗産業に名乗りをあげはじめました。

伝統的な農業では、品種改良は園芸作物では愛好家が、トウモロコシ、ジャガイモ、米や麦といった主食作物については、大学の農学部や農林省の農地試験所のような公的機関がおこなうことになっていました。販売業者はそうした公的育成品種を、種苗センターを通じて、販売し、農家は数年おきに新しい苗を買い、種苗の管理そのものは農家に任されていました。この伝統的な体制を転換させたのが一九三〇年代から実用化されるようになったハイブリッド・コーンの登場です。

ハイブリッド種というのは、近縁でない固定系統の掛け合わせ、雑種第一代の優性形質を利用するものですが、第二代では効果が失われるために、農家は毎年種苗を新しく買わなければならなくなりました。これは半自給的であった種苗を農民から切り離し、民間業者によって供給される生産資材の一つにしてしまったという意味で重大なものでした。ハイブリッド・コーンの作付け面積は五〇年代には五〇パーセントを超え、六〇年代には九五パーセントに達するようになります。これに関連して米国の大手種苗企業が急成長をとげます。

六〇年代から七〇年代にかけては、米国を中心にして、農業新品種を保護する法律や条約が制定され、これが民間企業の品種開発投資を誘導することになります。さらに発展途上国における農業生産性向上運動としておこなわれた「緑の革命」に連動して、種苗を農薬・肥料・農業機械とセットにして発展途上国に輸出されることになり、多国籍企業がこの分野にぞくぞくと参入してくることになりました。そして八〇年代に入り、バイオテクノロジーが実用化段階に入り、九〇年代に遺伝子組み換え作物が商品化されるに至り、種子戦争は一挙に激化します。

こうして農薬とセットにされた（ラウンドアップレディ系はすべてこの農薬に対する耐性をもつ品種です）種苗生産・販売に成功を収めた上位企業が、デュポン、チバガイキー、ローヌプーランなど農薬製造会社と密接な関係がある（資本参加あるいは合併）のは偶然ではありません。

（2）国際的対立

遺伝子組み換え作物をつくっているのは、圧倒的に米国で、全体のシェアのほぼ五〇パーセントを占めています。ついで、カナダ・アルゼンチンで、いずれもアメリカ資本です。これに対して、ヨーロッパでは非常にわずかで、日本では事実上禁止されています。ここに国際的な対立の構図があります。遺伝子組み換え作物の輸出国である米国・カナダが規制緩和を主張し、これに対して、自国の農業を防衛したいEUは遺伝子組み換え作物に対する厳しい規制によって、輸入を阻止したいという思惑があります。一九九六年におこなわれたケルン・サミットでは米仏の大統領が、この問題で激しいやりとりをしました。シラク大統領が食品の安全性問題として、検討する委員会の設置を提案したのに対して、クリントン大統領が安全性は確認済みであるとし、つっぱねたのです。その後、ＯＥＤＣ（経済開発協力機構）はＦＡＯ（国連食糧農業機関）やＷＨＯ（世界保健機関）を巻き込んで、遺伝子組み換え作物の開発・生産・販売・表示等に関する国際統一基準の構築を目指すことを決定します。

これに対して、規制を避けたい米国は、同年のＡＰＥＣアジア太平洋経済協力会議で日米主導による遺伝子組み換え作物の貿易ルール作りを提唱し、さらにモントリオールにおける五カ国農相会議において、この貿易ルールをＷＴＯ（世界貿易機関）新ラウンドの主要課題として取り扱うという合意を引き出して、ＥＵを牽制します。米国・カナダの基本姿勢は安全性に問題はないとするもので、日本がつくっているような表示基準の設定は貿易障害であるという立場です（二〇〇三年には米国はEUの規制は不当であるとしてWTOに提訴。EU側は全面的に反論を加えています）。しかし、EUや日本をはじめ、多くの国が遺伝子組み換え作物に対して慎重姿勢をとるなかで、情勢の変化が進行して、輸出国も方針の変更を迫られつつあるようです。

こうした流れのなかで、モントリオールでおこなわれた生物多様性条約締約国会議は、生態系破壊などの影響を排除するための、遺伝子組み換え動植物の取引に関する国際協定「バイオ安全議定書」を採択します。その骨子は（a）輸出業者に生態系への影響などのリスク評価をすることが義務づけられる。（b）輸出業者は安全性に関する情報を事前に相手国政府に通知して承認を得る。（c）輸出国は安全性に関する情報を開示し、輸入国は個別に審査することができるというものでした。ただし、大豆・トウモロコシ・ナタネなどについては、事前通知の対象からはずすという点で米国・カナダにも配慮した妥協の産物でした。

5 遺伝子組み換え作物の倫理的問題

現実的にみれば、遺伝子組み換え作物は従来の品種改良の延長線上にあり、作物それ自体には、言われているような危険性はないと思います。ほんとうに必要な遺伝子を組み込むのは、技術的に非常にむずかしい点があるのですが、商品化されるにあたって、十分なテストをおこないさえすれば、まちがった遺伝子組み換えは排除できるはずです。地球環境保全といったより大きなリスクを回避するための遺伝子組み換え生物の利用（たとえばプラスチック分解細菌）はむしろ、推奨されてもいいのではないかと私は思います。

ただ、宗教的な立場から神の領域に手を出すという意味で、「遺伝子組み換え」という発想そのものに対する倫理的な批判は成立しますが、いまのところ圧倒的に少数派です。また、食べたくないという人の権利は保障されるべきですし、アレルギー（ナッツアレルギー）物質や、抗生物質耐性（マーカーとして遺伝子に抗生物質耐性が付加されている場合）をとりこむ可能性を排除するために、表示は義務づける必要があるでしょう。そのうえで、消費者が選択するのは自由だと思います。ただし、現在のように、たんに遺伝子組み換え作物であるというだけの表示はナンセンスです。もし遺伝子組み換え作物に問題が生じるとしたら、遺伝子組み換えという行為そのものではなく、いかなる遺伝子を組み込んだか、いかなるリスクがありうるかが表示されなければ意味がないと思います。

それよりも遺伝子組み換え作物が問題だと思われる点がほかにいくつかあります。第一に、その土地の事情にあわない作物を、肥料と農薬と機械の力で栽培することは長い目で見れば、大きな弊害をもたらすだろうということ。第二に、単一の作物を大規模に栽培することは生物の多様性を失わせ、環境の悪化をもたらす危険性があること。第三に、こうした形の生産性の向上は国民レベルでの富につながらず、米国を中心とする多国籍企業に、その利益のほとんどを収奪されてしまう可能性が大きいことです。そして、第四に特許の問題です。

(1) ヒト遺伝子特許

ヒトゲノムを含めて、自然物に特許を与えるというのは、きわめて不適切だと考えられます。誰かがDNAをつくったというのなら、特許の名に値するでしょうが、DNAは生物が始まったときからあるもので、またDNA研究そのものが長い生物学研究の成果のうえに立っていることを考えれば、遺伝子を解読しただけのことに特許を認めるのはおかしいと私は思います。しかし、超大国アメリカが強引にその特許を世界に押しつけようとしています。米特許商標局は、遺伝子の特許を広範囲に認める審査指針を発表、遺伝子の機能や完全な塩基配列が不明でも、診断薬として使えるなど有用性を示せば遺伝子の断片でも特許対象となります。米国のベンチャー企業などは遺伝子の断片を片っ端から特許申請していて、インサイト・ジェノミクス（カリフォルニア州）がヒト遺伝子の断片五万個以上を特許申請し、二〇〇〇年までに数百の特許を取得、ヒューマン・ゲノム・サイエンス社（メリーランド州）は一万六〇〇〇個以上申請し、一五九個の特許を取得しています。二〇〇六年の『サイエンス』誌の記事では、ヒト遺伝子の約二〇パーセントについて特許がとられているということです。遺伝子特許については、多くの問題が指摘されていて、二〇〇九年には、米国自由人権教会が、「乳ガンと子宮癌のリスク遺伝子」に関するミリアッド社（ユタ州）の特許が憲法違反だという訴えを起こしています。また、二〇一〇年には連邦政府が遺伝子特許を抑制する方向に路線変更をする意向にあると伝えられています

（2）農作物特許

多くの発展途上国から在来の作物を収集し、そのＤＮＡ塩基配列を解読したものに植物特許を認めることは、歴史上、そうした作物を育てつづけてきた人々からその栽培する権利を奪うことになります。私は、遺伝子組み換え作物そのものの害よりも、こちらの方がはるかに重大な倫理的問題ではないかと思っています。

具体的に裁判で争われた例として、カナダの最高裁で二〇〇四年に判決の出たモンサント社とナタネ栽培家のパーシー・シュマイザー氏の係争があります。モンサント社は自社の遺伝子組み換え作物の特許を侵害されたとして、北米全体で五〇〇人以上の農民を訴えていました。シュマイザー氏はその一人で、カノーラ

種の組み換えナタネを栽培したという訴えに対して、風で飛んできて勝手に入り込んだものであり、そもそもナタネの種子に特許は成立しないと反論していました。カナダの最高裁はその直前にハーバード大学が開発した「オンコマウス」（ガンを急速に進行させるマウス）の特許を却下したばかりだったので（米国とヨーロッパでは認められている）、被告側は無罪を期待していたのですが、結局五対四という僅差で組み換え作物を無断で栽培したというモンサント社の主張が認められるのですが、利益をえたわけではないから、訴訟費用と賠償金は払わなくともいいという、どうも中途半端な判決に終わりました。

これはほんの一例ですが、こういう問題は今後ますます、しかも国際問題として浮上する可能性がありま す。なお、現在のところ、学界の大多数、アメリカ科学アカデミーも、ローマ教皇も生物に特許を認めるべきではないという立場をとっています。

10章

流行病（感染症）と公衆衛生

医療倫理の対象になるのは、人間の病気です。病気に罹る原因は、大きく個人的なものと社会的なものに大別できます。個人的なものというのは、遺伝的な資質、つまり8章で述べた遺伝子病のほかに、生活習慣（喫煙や飲酒、さらには麻薬中毒などを含めて）や不注意による事故などがあります。ここで扱うのは、そうしたものとは異なる社会的な原因によって罹る病気で、これに対しては、とくに行政上の生命倫理が問われることになります。このなかには、特定の企業活動が生みだす汚染物質が引き起こす公害病も含まれますが、それについては、11章で述べることにして、本章では主として伝染病・流行病（感染症）についての医療倫理を考えてみたいと思います。

1　風土病と流行病

(1) 風土病 (endemic)

これは特定の地域に持続的に見られる病気で、その土地の気候風土や生活習慣に原因が潜んでいます。熱帯アフリカのマラリアは有名ですが、熱帯地方に特有の風土病をまとめて熱帯病と呼ばれることがあります。日本でも山梨県や岡山県の日本住血吸虫病（中間宿主がミヤイリガイで、この駆除によって撲滅された）や、和歌山県の牟婁《むろう》病（水が原因）などがあります。これらは行政上の対応によって、現在ではほとんど撲滅されています。

しかし、現在の伝染病（epidemic 人々のあいだに広くいきわたるという意味）のなかには、もともとは狭い地域の風土病だったものが数多くあります。とくに、媒介動物を通じて病原体がヒトに感染する人獣共通感染症と呼ばれるものはそうです。媒介動物の生息域が特定の地域に限られているときには、風土病ですんでいたのが、媒介動物の分布が広がることによって流行病となり、それが世界的大流行になるとパンデミック（pandemic）と呼ばれます。ハンセン病（ライ病）、ペスト、コレラ、天然痘、マラリア、発疹チフスなどは、どれも、もとは地方病であったものが、文明の発展と文化の交流によって世界中に広まり、多くの死者を生みだしてきたのです。

（2）法律に規定された感染症

日本では、一九九八年に、従来の「伝染病予防法」「性病予防法」「エイズ予防法」の三法が統合されて「感染症の予防及び感染症の患者に対する医療に関する法律」（略称、「感染症法」）に統合され、さらに二〇〇七年に「結核予防法」が統合されました。呼び名も伝染病から感染症に統一され、一元的な感染症対策が取られるようになりました。この法律では、感染症は危険性の度合いに応じて、五類に分けられています。

一類はエボラ出血熱、クリミア・コンゴ出血熱、天然痘、南米出血熱、ペスト、マールブルグ熱、ラッサ熱の七疾患、二類は、急性灰白髄炎、結核、ジフテリア、重症急性呼吸器症候群（SARS）、鳥インフルエンザの五疾患、三類はコレラ、細菌性赤痢、腸管出血性大腸菌感染症（O157）、腸チフス、パラチフスの五疾患、四類は、E型肝炎、A型肝炎、狂犬病、炭疽、マラリア、つつが虫病、デング熱、日本脳炎、発疹チフスなど計四一疾患、五類は梅毒、後天性免疫不全症候群（エイズ）、破傷風など計四一疾患が挙げられています。

2　流行病（感染症）の歴史

　近代以前には流行病に対する有効な治療法がなかったために、何万、何十万という死者を生み、ときには歴史の方向を決することがありました。多数の死者を出した代表的な流行病について、その歴史的な経緯をみておきましょう。

(1) ペスト

　ペストはペスト菌が引き起こす病気で、ふつう問題になるのは、リンパ腺が冒される腺ペスト（ペストの八〇〜九〇パーセントはこちら）で、細菌がつくりだす毒素によって、高熱を発して、一週間くらいで死に至ることが多く、死亡率は五〇〜七〇パーセントとされています。媒介動物はネズミ（クマネズミ）で、もともとネズミの病気だったのです。感染したネズミの血を吸ったノミによって人間にうつり、感染者との接触によって流行していきます。ペスト菌が全身に広がると、皮膚に黒い斑点ができるので、黒死病とも呼ばれます。ペスト菌が肺に入る肺ペストは、呼吸器疾患による高い死亡率をもっていて、患者の咳や痰から感染しますが、発生はきわめて希で大流行にはいたりません。

　紀元前一〇世紀ころにペストの流行があったことは『聖書』（「サムエル記上」の第五章、第六章）の記述からもうかがえるのですが、正確な記録が残っているもっとも古いペストの大流行は東ローマ帝国の五四二〜五四三年に流行した、いわゆる「ユスティニアヌスの斑点」です。当時の年代記によれば、死者は一日に五〇〇〇人、最盛期には一日に一万人にも達し、全人口の半分が失われたと書かれています。その後、全ヨーロッパに広がり、八世紀の半ばまで、散発的な流行を繰り返しますが、その後ぱったりと途絶えます。

おそらくこの病気の原発地である中東との交流が少なくなったためと考えられます。そして、一四世紀になって突然（一一～一三世紀の十字軍の遠征がもちかえったクマネズミがきっかけになった可能性が高いのですが）、ヨーロッパを中心に世界的な大流行が起き、死者は全世界で八五〇〇万人、ヨーロッパだけで二〇〇〇万～三〇〇〇万人に達し、人口は半減することになりました（症状からみて、この時代の黒死病はペストではなく、出血性ウイルス病ではないかという説もあります）。

死体が多すぎて埋葬することもできず、空き地に投げ捨てられるという状態になります。病気の原因も治療法もわからない時代にあって、唯一の方策は患者を隔離することでした。これは家単位でなされたために、家族に患者が出ると健康な人も一緒に隔離され、家族全員が死亡してから封鎖が解かれるという非人道的な側面がありました。また、ペストは悪行の祟りだと見なされ、ジプシーやユダヤ人、あるいは魔女にされた女性たちが言われなき迫害を受けることになりました。

近世になってもペストの大流行は何度か見られます。有名なところでは、一六六五年のロンドンにおけるもので、ロビンソン・クルーソーの作者として有名なダニエル・デフォーの小説『疫病流行記』（邦訳題『ペスト』）やピープス氏の『日記』にその恐るべき状況が描写されています。一七二〇年にはフランスのマルセイユで一〇万人の死者を出す大流行が起こっています。一九世紀に入り、衛生学・細菌学の発達によって流行は収束していきますが、衛生状態の悪い地域では根絶されておらず、一八五五年から三度目の世界的大流行が中国雲南省を中心にして起こり、総計一二〇〇万人の死者を出したと言われています。一八九九年に日本にも中国起源のペスト菌が入り込みましたが、ネズミの駆除などの方策で大流行に至らず、以後二七年間における患者数は二九〇五名、死者二四二〇名にとどまりました。一九二六年以降、日本では発症例はありません。二〇世紀末（一九九四年）という最近においても、インドで患者約九〇〇名、死者五四名という流行が見られたほか、近年ではアフリカを中心にした発展途上国で、患者数の増加が見られています。

（2）天然痘

天然痘は俗に疱瘡《ほうそう》とも呼ばれるウイルス性の病気で、四〇℃前後の高熱を発して、最悪の場合には死に至り（死亡率は三〇パーセント前後）、治癒後も顔面などに瘢痕《はんこん》が残ります。天然痘は人類文明と同じほど古くからあり、起原はインドあるいはアフリカと考えられています。紀元前一四世紀のエジプトの記録にも出ていますし、紀元前一二世紀に死んだと推定されているラムセス五世のミイラには天然痘の瘢痕が認められています。

紀元前四三〇年の「アテナイの疫病《ペスト》」と呼ばれていたもの、および一六五年から一五年間に及んでローマ帝国を襲い三五〇万人の命を奪ったとされる「アントニウスの疫病《ペスト》」は、症状から天然痘とする説もありますが、発疹チフスの可能性が高いと考えられています。確実に天然痘であったと言えるのは、二五一〜六六年までと、三一二年に流行した疫病だとされています。その後、一一世紀には十字軍の遠征を通じて、ヨーロッパにも天然痘がもたらされます。コロンブスを筆頭とする大航海時代の征服者によって、天然痘はヨーロッパから南北アメリカ大陸にもちこまれます。先住民は天然痘に対する免疫をもたず、多くの部族が壊滅的な打撃を受けたため、征服者はほとんど無抵抗のうちに侵略することができたのです。北アメリカでは、イギリス軍が故意に感染を広めて先住民を撲滅させたという例も知られています。

中国でも五世紀末に天然痘が流行した記録があり、六世紀半ばには日本にも伝わります。七三五〜三八年にかけては西日本で大流行が起き、朝廷の重臣たちが相次いで死に、政治に大混乱を引き起こします。奈良の大仏は、天然痘終焉祈願のために建立《こんりゅう》されたとも言われています。

天然痘は一度罹れば、免疫ができることは古くから知られていて、民間療法で、人為的に感染させて免疫力をつけさせるといった治療法がありましたが、この発想を近代的な予防法として確立したのがエドワード・ジェンナー（一七四九－一八二三）で、一七九八年に種痘法が開発されることになります。やがて時を経て、一九五八年にＷＨＯで世界天然痘撲滅計画が可決され、実行にうつされました。その結果、一九八〇年に天然痘根絶宣言がなされます。これが可能になった大きな理由は、ほかの伝染病とちがって天然痘には他に宿主動物がいないことと、病原体がＤＮＡウイルスで、変異性が乏しいことでした。

（3）コレラ

コレラ菌がつくる毒素によって激しい下痢を生じ、脱水症状によって死に至ることのある病気です。インドのガンジス川流域に起原をもち、アジア型とエルトール型の二タイプがあります。治療をしなかった場合、アジア型では八〇パーセント前後、エルトール型では一〇パーセント弱の死亡率ですが、現在では適切な治療手順が確立されていて、死亡率は一～二パーセントです。糞尿や吐瀉物を介して感染が広まります。

アジア型は紀元前から存在したことが知られていますが、世界的な流行になるのは一九世紀になってからのことです。最初の大流行は一八一七～二三年のもので、アフリカにまで達しますが、日本にも一八二二年（文政五年）に伝わり、後世に文政コレラと呼ばれます。ついで一八二六～三七年のヨーロッパにまでおよぶ大流行のほか計六度にわたるアジア型の流行が見られますが、一八八三年のコッホによるコレラ菌の発見以降、衛生政策の確立によって世界的な大発生は起こらなくなりました。しかし、それ以降も中国やインドではコレラがつねに存在し、何度か地域的な大発生が起こり、数万人単位の死者を出しています。

日本では、江戸時代を通じて、残留していたコレラ菌によって、何度か大発生が起きますが（「ころり」

と呼ばれました）、関所制度のために感染の拡大は食い止められます。明治時代になると、交通の制限がなくなったために、二～三年間隔で数万人単位の死者を出す流行を繰り返し、やっと一九二〇年代になって落ち着きます。

毒性の弱いエルトール型は、一九〇六年に発見地であるシナイ半島のエルトールにちなんだもので、一九六一年のインドネシアでの大流行にはじまり、発展途上国を中心に何度かの大流行を引き起こしています。二〇〇六年から第七次ともいうべき世界的流行が起こり、現在もジンバブエ（患者数六万人、死者三〇〇〇人を超える）などで猛威を振るっています。

（4）チフス

チフスと呼ばれるものには、高熱と発疹をともなう三種の細菌感染症が含まれています。腸チフスとパラチフスはそれぞれ別のサルモネラ属の細菌によって起こり、経口感染します。発疹チフスは、リケッチアと呼ばれる微小な細菌によって起こり、シラミやダニによって媒介されます。かつてチフスは衛生状態の悪いところにかならず現れる感染症で、戦争の勝敗がしばしば左右されました。先に述べたように、チフスと思われる病気の流行はギリシア・ローマ時代からあったのですが、発疹チフスと腸チフスが明確に区別されるようになるまでは、病状の記載からの推定によるしかありません。一四八九年に、グラナダ攻略でムーア人と戦っていたスペイン軍に流行したのが確実な発疹チフスの最初の報告です。このとき、スペイン軍の死者は一万七〇〇〇人におよびますが、戦死者はわずか三〇〇〇人で、残りは病死でした。また、一八世紀末のナポレオンのモスクワ進軍を挫折させたのも、疲労と衛生状態の悪化にともなうノミ・ナンキンムシの大発生が引き金となった発疹チフスの流行だったと言われています。ある推計によると、ナポレオン軍の戦死者一一万人に対して、病死者は二二万に達したとされています。

腸チフスは非衛生的な食餌環境で感染が拡大していきます。やはり、古代から流行が見られましたが、明確な腸チフスの記録としては、一七四六年、および一七七〇～七二年におけるナポリでの流行があり、一八世紀末から一九世紀初頭にかけてドイツやフランスで猛威をふるいます。アメリカの南北戦争の連邦軍、ボーア戦争におけるイギリス軍、日露戦争における日ロ両軍などで、多数の病死者を出す流行があったことが知られています。

(5) マラリア

マラリアはよく知られているように力によって媒介される原虫感染症で、周期的に高熱を発し、治療しなければ高い死亡率をもちます。基本的には熱帯・亜熱帯地方の風土病ですが、世界一〇〇か国以上で地域的な流行が見られ、毎年一〇〇万人以上の死者が出ています。旅行者の感染も年間で一万～三万人と推定されていて、日本でも毎年一〇〇人近い感染者が出ています。非常に古い時代からある病気ですが、温帯地方から熱帯地域へ進出した軍隊はしばしばマラリアに悩まされることになりました。

(6) インフルエンザ

インフルエンザは太古からある風邪に似た病気で、ウイルスによって引き起こされます。人間以外の動物にも感染し、さまざまな変異型をもっていて、周期的に世界的な流行をみせます。代表的な世界的流行の例が第一次世界大戦中の一九一八～一九年に起きた「スペイン風邪」で、世界の感染者六億人（当時の世界人口は二〇億人弱）、死者は四〇〇〇万～五〇〇〇万人に達したとされます。発生源は米国であったにもかかわらず、スペイン風邪と呼ばれるのは、最初の報告がスペインでなされたからです。日本でも当時の人口五五〇〇万人のうち、死亡者が四〇万人を超え、米国でも五〇万人が死んでいます。この流行も米軍のヨーロッパ進軍によって世界中に広まることになりました。

近年の鳥インフルエンザや豚インフルエンザ（二〇〇九年に流行した新型インフルエンザウイルスは、スペイン風邪と同じH１N１型です）の場合も同じですが、インフルエンザの病原体はRNAウイルスで、きわめて高い変異性をもつため、ワクチンや薬剤に対する抵抗性ができやすいことが、流行を抑えるのを困難にしています。

(7) エマージェント感染症

人類が抗生物質によって伝染病を征服するかのように思われた一九六〇年代から、ウイルスを病原体とするまったく新しい病気が次々と登場してきます。開発によって、野生動物の生息環境に人間が近づきすぎたために、それまで一部の動物のみに見られた病気が人類に感染しはじめたのです。当然のことながら、人類はそうした病気に対する抵抗力をもたないので、深刻な打撃を受け、治療法も容易に見つからないということになります。こうしたウイルス病を総称してエマージェント感染症と呼びます。これらの病原体の多くはRNAウイルスで変異性が強いことも対策を難しくしています。一九六〇年代のマールブルグ熱、八〇年代のエイズ、エボラ出血熱、九〇年代のハンタウイルス症候群、西ナイル熱、そして二〇〇〇年代の、SARSや鳥インフルエンザといったものが代表的なものです。こうした病気の全体像はローリー・ギャレットの『カミング・プレイグ』という本にくわしく書かれています。

3 病気の原因と治療法

近代医学の歴史は病気の原因の究明と治療法の発見の歴史であったといっても過言ではありません。なかでも画期的だったのは、一九世紀なかばにおける病原細菌の発見です。コッホの炭疽菌、結核菌にはじまって、肺炎、腸チフス、ジフテリア、淋病、コレラなどの病原菌がつぎつぎと発見されていきます。この当時、どんな病気にもその原因となる細菌があるにちがいないと、ほとんどの病理学者は信じ込んでいました。そのために野口英世が黄熱病菌を発見したと勘違いをするという悲劇も起きました。この病気の犯人はじつはウイルスだったのです。ウイルスは細菌よりもはるかに小さいので、電子顕微鏡や培養技術が発達するまで、なかなかウイルスを見つけることができなかったのです。現在では、ウイルスが原因となって起こる病気は数多く知られており、天然痘や麻疹、狂犬病、インフルエンザ、さらにはエイズと、ますます多くのウイルス病が見つかっています。

細菌とウイルスの生物学的なちがいは、細菌は自前の細胞膜、代謝系、遺伝情報（主としてＤＮＡ）を備えたれっきとした生物であるのに対して、ウイルスは外被のなかに遺伝情報（ＤＮＡまたはＲＮＡ）をもつだけで、自分だけでは生きることができず、完全な生物とはいいがたいものだということです。治療法の面でも、細菌はふつうの体細胞と同じような生理的活性をもっているので、その活動を抑制する薬剤を開発するのは比較的簡単です。現在では、耐性菌の出現という問題はありますが、抗生物質が細菌全般にきわめて有効です。しかしウイルスのほうは、単なる情報の袋のようなもので、他人の細胞に入り込んで、その代謝機能を利用するのですから、簡単に有効な薬剤をみつけることができません。現在のところ、ウイルスに対して有効な治療法は、インフルエンザに有効なノイラミニダーゼ阻害薬など少数の化学薬品を別にすれば、ワクチンとインターフェロンくらいしかありません。

このほかに細菌とウイルスの中間の大きさのリケッチアと呼ばれる病原体もあって、発疹チフス、つつが虫病、Q熱などを引き起こしますが、これは本質的には細胞内に寄生する細菌で、治療法も細菌に準じることができます。ここまであげた、細菌、リケッチア、ウイルスの場合、病気をつくりだすのは、それがもつ遺伝情報です。その情報が有害な物質をつくったり、あるいは猛烈に分裂・増殖するよう指令したりすることによって、正常な細胞や組織の機能が損なわれるのが、病気の原因なのです。

4 公衆衛生学の発達

感染症の治療が通常の病気と異なるのは、それが個人の病気ではなく、集団としての病気だという点です。感染症は、個人の治療をどれほど丁寧におこなっても根絶することができませんし、大流行の際にはすべての人を治療することさえ不可能になります。集団としての病気のもとを断たなければいけません。

流行病の歴史を見るとただちにわかるように、感染症は人口が密集し、衛生状態の悪い場所でひろまります。腸チフス、赤痢、コレラや各種の食中毒は病原菌に汚染された食物を摂取することによって経口的に感染します。汚物や汚染水に繁殖するネズミ、ノミ、ダニ、カなどは病気を媒介します。病気の科学的な原因が解明される以前から、清潔でない飲み水や環境が病気をもたらすことは経験的に知られていて、ローマ時代からすでに、一部の都市では上下水道のような衛生施設がつくられていました。日本でも江戸時代には飲料水の確保のために多くの用水路が構築されました。下水道も紀元前五〇〇〇年頃のメソポタミア都市国家、紀元前二〇〇〇年頃のモヘンジョダロ、そしてローマ帝国でも築造されていました。

しかし、現在使われているような意味での「公衆衛生」という概念が登場するのは、一九世紀の英国においてです。一八世紀末から一九世紀初頭にかけて産業革命の急速な発展にともなって都市の人口密集と、とくにスラムと呼ばれる低所得の工場労働者が密集した住宅地における衛生状態の悪さが、コレラなどの伝染病の蔓延をもたらし、大きな社会問題になります。英国では社会正義の問題として貧困対策が叫ばれ、その最優先課題として公衆衛生が取り上げられます。同様の問題は、ドイツ、フランスなどにもあり、流行病対策としての公衆衛生学が脚光をあびることになります。

公衆衛生学の発展に関して忘れてはならないのは、その軍事的な意味です。先にいくつかの例をあげましたが、戦時下における軍隊の衛生状態は、しばしば流行病の温床となり、戦力の大幅な弱体化をもたらすことになります。したがって、流行病を防ぐ衛生状態の研究は軍隊にとって切実なものでした。その意味で、栄養管理・健康管理を含めた公衆衛生学に大きな国家予算を投入することができたのです。

5 感染症対策

(1) 病気の発生するような衛生条件をなくする

これはまさに公衆衛生の問題で、上下水道を完備し、きれいな飲料水の供給やゴミ処理の徹底、汚染物質の排出規制などです。これに加えて、病気を媒介するノミ、シラミ、ダニ、カ、ネズミ、コウモリなどの媒介動物の駆除が必要です。とくに人獣共通感染症の場合には、人間だけでなく、病原体をもつ動物の管理をしなければ、病気を根絶することはできません。

（2）感染の予防

流行する可能性のある病気に対しては予防接種がおこなわれます。予防接種というのはその病気に対するワクチン（抗原物質）を注射することで、それによって、免疫力を高めることを目的としています。ワクチンは麻疹、風疹、ポリオ、ＢＣＧなどに使われる毒性を弱めた病原体そのものである生ワクチン、百日咳、日本脳炎、インフルエンザなどに使われる毒性を失わせた不活性化ワクチン、ジフテリア、破傷風などに使われる無毒化した毒素成分のみのトキソイドなどがあります。

多くの国で乳幼児に種々の感染症に対する予防接種を義務化しています。日本では、ジフテリア・百日咳・破傷風の三種混合、麻疹、風疹、ポリオ、結核に関して保護者の接種努力義務が課されています。予防接種には副作用をともなうことがあるので、強制的な接種に反対する運動が世界的に存在します。

乳幼児のほかに、海外渡航者には、本人の感染を防ぎ、病原体の持ち込みを阻止するという意味で予防接種がおこなわれます。渡航する相手国によっては、予防接種済みの証明書がなければ入国できない場合があります。予防接種は、今回の新型インフルエンザの場合のように、国内ですでに流行が始まっていて、感染拡大を防ぐ目的でおこなわれることもあります。集団的な健康診断も感染症の予防にとって重要です。

（3）感染の拡大を防止する

他国で感染症が流行している場合は、空港や港湾での検疫が重要になります。ただし、あまりに厳格な検疫は個人の自由を制限することになるので、病気のリスクとの兼ね合いが大切です。国内で感染者が認められた場合、「感染症予防法」の感染症の分類に従って、強制入院、就業禁止、住居の消毒、害虫駆除等の措置を都道府県知事が講じることができます。また感染の疑いのある人に強制的に健康診断をおこなうことができます。

6　感染症対策における倫理的問題

(1) リスク評価

感染症対策としてのワクチン投与や治療薬タミフルの使用に対して、副作用を理由に反対する声がありますが、それによる利益と不利益のリスク評価が大切です。副作用を最低限に抑えるよう配慮するのは言うまでもないことですが、公衆衛生としての感染症対策は、個人の救済よりも集団の救済を優先しなければなりません。予防接種をすることによって社会が得る利益と、しないことによる損失のリスク評価によって判断をする必要があります。副作用リスクをゼロにするために感染の拡大を許せば、社会全体としてはより大きなリスクを冒すことになってしまうからです。逆にリスクが小さな病気に対してむやみに予防接種するのは止めるべきだということになります。要は、その病気の危険性、拡大速度、副作用などを科学的に予測し、総合的評価をくだすことが生命倫理的に正しい判断なのです。

(2) 感染者差別

伝染病の歴史を見ると、しばしば初期の少数の感染者が差別を受けるという構造が見られます。歴史のところで述べましたが、ペストに罹った患者が出ると、その一家は家ごと隔離されて、見捨てられてしまいます。そこには「穢《けが》れた者たち」という意味合いが込められています。一般に、原因がわからず、有効な治療法がまだ見つからない感染症については、邪悪で淫乱なおこないに対する天罰という受け取り方をされることが多く、それを感染者差別に結びつけたのです。スーザン・ソンタグという文学者の『隠喩としての病い』という本は、病気が社会のなかで隠喩《メタファー》として使われることを指摘しています。

そこでは、結核、梅毒、癌の患者が単なる病者としてではなく、邪なる者として社会的に差別されることが文学における表現を題材にしてあばきだされています。最新版では、これにエイズが加えられています。日本ではハンセン病（ライ病）患者が、不当な社会的差別を受けてきたことが知られています。

今後も、エマージェント感染症の患者が同じような扱いを受ける危険性があります。二〇〇九年の新型インフルエンザの流行に際し、初期の感染者に対して一般市民からの厳しい批判があったという事実は、そうした偏見の根強さを物語っています。

『隠喩としての病い』の冒頭につぎのような一節があります。

「この世に生まれた者は健康な人々の王国と病める人々の王国と、その両方の住民となる。人は誰しもよい方のパスポートだけを使いたいと願うが、早晩、少なくともある期間は、好ましからざる王国の住民として登録せざるを得なくなるのである」。これはまさに、生命倫理がかみしめて味わうべき名言です。

11章

公害病と企業倫理

公害は英語 pollution の訳語で、これはもともと汚染のことです。日本語の公害はもう少し広い意味で使われ、「公害対策基本法」では、事業活動その他によって生じる大気汚染、水質汚濁、土壌汚染、騒音、震動、地盤沈下、悪臭（一九九三年に施行された「環境基本法」では、これらを「典型七公害」と呼んでいます）など、健康や生活に被害を生じるものとされています。公害病とは、産業活動によって排出されるそうした汚染物質が原因となって生じる病気のことです。公害病の発生と拡大には、企業の倫理的責任感の欠如が関係しているわけですが、行政当局の怠慢や不正が事態を悪化させる場合がしばしばあります。企業倫理と行政の倫理的責任という観点から公害病の歴史を見ていきたいと思います。

1　公害病の歴史

ふつう公害病というのは、二〇世紀後半になってからの産業活動によってもたらされたものを言うのですが、産業活動がもたらした病気という広い意味でとらえれば、公害病の原型は、産業革命期の英国までたどることができます。産業革命期における代表的な公害病として、鉱山病と大気汚染による呼吸器疾患をあげることができるでしょう。

(1) 鉱山病

鉱夫病とも呼ばれるこの病気は、鉱山で働く人々の職業病とも言えるもので、一六世紀のアグリコラの『デ・レ・メタリカ』や、パラケルススの『鉱夫病』に詳しい記述が残されています。原因は掘り出す金属による中毒と、粉塵による肺の病気で、後者は現代のアスベスト中毒とよく似たものです。日本でも佐渡の金山で働く人々に鉱山病が見られ、佐渡奉行の川路聖謨《としあきら》の日記『島根のすさみ』に、鉱夫のほとんどが三〇歳で死ぬと書かれています。もちろん、古い時代には、企業や政府の特別な対策はなされず、労働者は早死にを運命として受け入れるほかなかったのです。

（2）大気汚染による呼吸器疾患

英国では一二世紀あたりから家庭の暖房および家内工業の燃料に石炭が利用されたために、都市は大気汚染（二酸化硫黄）に苦しめられます。国王エドワード一世は一三〇六年（一二七二年とする説もある）に煤煙規制法で石炭の使用を禁止したほどです。しかし、代替となる安価な燃料がなかったために、この禁止令は守られませんでした。一六世紀あたりからは工場での燃料が薪から石炭に変わって汚染はさらに悪化し、市民の多くが呼吸疾患に苦しめられることになります。

人口統計学の祖と言われるジョン・グラント（一六二〇－一六七四）は、『死亡表に関する自然的・政治的考察』（一六六二年）において、ロンドンの死亡率が高いのは大気汚染が原因だと指摘しました。一八世紀には製鉄業の発達で石炭使用量が増え、一九世紀になると、これに化学工場から出る煤煙が加わり、ロンドンはたびたびスモッグ（煙 smoke と霧 fog から合成した言葉）禍に見舞われます。一九世紀半ばから二〇世紀半ばまでのあいだに一〇回ほど、大きなスモッグの発生があり、多くの市民が呼吸器系の病気に苦しめられます。市民からの苦情で政府はいくつかの法的対策を講じますが、効果がなく、ついに一九五二年一二月のロンドンスモッグと呼ばれる大惨事を招きます。

このとき、寒気が大陸から押し寄せて霧を発生させ、寒さのために暖房その他の排気が増大したために足下が見えないほどのスモッグが発生し、ぜんそく、気管支炎、心臓病のためにこの間ふだんより四〇〇〇人多い死者がでました。その後の数週間の死者を合わせると約一万二〇〇〇人が、スモッグが原因で死んだとされています。この事件は政府にも衝撃を与え、五四年には「ロンドン市法」、五六年には「大気清浄法」（六八年に改正）が制定され、工場排気が規制されるだけでなく、家庭での暖房はセントラル・ヒーティングに切り換えられることになり、汚染は大幅に改善されることになります。

(3) 鉱害病

公害の一種とは言えますが、とくに鉱業が原因となっているものを鉱害と呼んで区別しています。区別されるのは、現代の公害が問題になるはるか以前から世界の各地で問題になっていたからです。石炭を含めて、金属資源の採取には、採鉱過程そのものだけでなく、精製過程においても有毒物質が排出されます。鉱山から流れ出た水が魚を殺すといった記載は、アグリコラの『デ・レ・メタリカ』にも見られるほど古くからあるものです。日本でも江戸時代から、金山・銀山・銅山の開発がなされ、流域の河川や地域に鉱害をもたらし、現在にまでその影響を残しています。

宮崎県の土呂久鉱山や島根県の笹ケ谷鉱山、岩手県の松尾鉱山などは、すでに廃坑になっているにもかかわらず、土壌中および流出する水にヒ素が含まれているために、流域から多くの慢性砒素中毒患者が出ています。けれども、鉱害が本格的な社会問題になるのは、明治以降に工業的な生産がはじまってからです。さまざまな例が知られていますが、その代表として足尾鉱毒事件について触れておきましょう。

足尾は栃木県の群馬県境に近いところにあり、渡良瀬川が県境になっています。足尾銅山は江戸時代から銅を産出していて、すでに一七四〇年に渡良瀬川沿岸で鉱毒による免租願いがだされていたという記録が残っています。幕末に事実上の廃坑になって国有化されたあと、明治維新後に古河鉱業に払い下げられます。古河鉱業は大鉱脈を発見して近代化に成功して、足尾銅山はアジア随一の銅の産地となります。しかし、生産にともなって鉱毒ガス（二酸化硫黄など）や排水に含まれる鉱毒（銅イオンなど）が周囲に鉱害を発生させました。有毒ガスのために付近の山は禿げ山になり、土砂が流出し、鉱毒の流れ込んだ渡良瀬川は汚染され、アユが大量死するといったことがおこりました。さらに流域のイネが枯死し、下流域の谷中村など多くの村が閉村に追い込まれました。

一八九〇年以降、当時の代議士田中正造を代表として、近在の農民は精力的に鉱毒反対運動をおこないますが、日清・日露の戦時体制下にあった政府は、抜本的な鉱毒対策をおこなわず、その場しのぎの対応策を取っただけでした。結局銅山は、一九七三年に閉山になりますが、精錬所は一九八〇年代まで操業され、鉱毒は流されつづけました。この間に鉱毒による死者は一〇〇〇人を超えると推定されています。足尾の鉱毒は公害の前史としてよく引き合いに出されますが、鉱毒問題は現在でも多くの地域に残っています。

2　現代の公害病

ふつう公害というときは、二〇世紀後半の都市化・工業化された社会におけるものをいいます。したがって公害病も、一九五〇年代から七〇年にかけてのものを指すことが多く、四大公害病（水俣病、第二水俣病、四日市ぜんそく、イタイイタイ病）と呼ばれるものはいずれも、その時期に当てはまります。現代の公害病を原因のちがいによってわけて、見ていきたいと思います。

（1）産業からの汚染物質

水俣病は熊本県水俣市で発見された公害病です。新日本窒素肥料（現在のチッソ）が海に流した廃液中に含まれるメチル水銀化合物を蓄積した魚介を食べることによって生じた水銀中毒で、各種の神経障害を生じます。工場は一九五〇年代から六八年まで、塩化メチル水銀を含む廃液をほとんど無処理で水俣湾に排水していたのです。一九五六年に発病が確認され、五九年に熊本大学や当時の厚生省食品栄養調査会から有機水銀が原因であるという指摘があったにもかかわらず、工場はながらく因果関係を認めなかったのですが、政府はやっと六八年に因果関係を認めました。また、二〇〇四年の水俣病関西訴訟についての最高裁判決は、病気の原因がチッソの排水であることを認定し、国および熊本県に不作為の責任があるという判決をくだしました。二〇〇六年時点で行政によって認められた患者数は約二三〇〇人で、そのうち死者は約一六〇〇人ですが、潜在的な患者は三万人近くに達するのではないかと推定されています。

水俣病の発見から九年後の一九六五年に、阿賀野川流域で、水俣病に酷似した病気が報告され、第二水俣病または新潟水俣病と呼ばれることになります。これは昭和電工鹿瀬工場が未処理で排出したアセトアルデヒド製造過程の廃液に含まれるメチル水銀が原因で、生物濃縮された有機水銀を含む魚介類を食べた人々に発症しました。工場は流出した農薬が原因だと主張し、政府が水俣病に対する原因究明を怠ったこともあって、操業を停止させなかったことが被害を拡大させました。六六年に厚生省研究班は工場排水が原因だという報告を作成しますが、通産省の異議で結論は保留され、やっと六八年に政府統一見解として、工場排水が原因だと認めます。工場はその後も農薬説を主張しますが、七一年の第一次訴訟判決で工場排水説が確定します。被害者は認定患者だけでは六九〇人ですが、軽症者も含めると数万人がなんらかの被害を受けたと思われます。九五年に政治解決により訴訟団と会社の和解が成立しました。

その後、一九七〇年代に中国の吉林省松花江流域、カナダのオンタリオ州のワビング川＝イングリッシュ川水系などでも、水俣病と同様の水銀中毒患者が見つかっており、いずれも化学工場からの排水が原因で、英語でも Minamata disease と呼ばれています。

四大公害病の一つイタイイタイ病は、古典的な鉱害の現代版と言えるものです。一九一〇年代から七〇年代前半にかけて、富山県の神通川流域の住民に多発した病気で、医学的な症状は多発性近位尿細管機能異常と骨軟化症で、全身に激痛を生じるところから、この病名がつけられました。原因については住民訴訟の過程でさまざまな論争がありましたが、上流の三井金属鉱業神岡事業所の未処理排水に含まれるカドミウムであることを、一九六八年に当時の厚生省は正式に認定しました。二〇〇八年時点で、認定患者数は一九二人に達します。

産業廃棄物公害における一般的傾向として、発生源が大企業で、しかもその地方の基幹産業であり、税収、雇用という面で、当該の自治体が企業に不利益をもたらすような処置をとりにくいという側面があります。問題の発生が明らかになってからも自治体がただちに適切な対策を講じることができないのには、そうした構造的な原因が横たわっているように思われます。

(2) 大気汚染

四大公害病の残りの一つは四日市ぜんそくで、これはロンドンスモッグ型の大気汚染によるものです。一九六〇年代に三重県四日市港を埋め立てて石油コンビナートが建設されましたが、その煙突から出る煤煙(硫黄酸化物と窒素酸化物を含む)のために空は曇り、異臭が立ちこめるという事態がおこるとともに、市内にぜんそく患者が急増します。市は六五年から、これを公害病と認定して、治療費を補償します。初年度は認定患者は一八人だったのが、六七年には三八一人、七〇年には五四四人と急増します。しかし、産業発展を優先する県と市は企業側に対策を講じることを要求せず、伊勢湾は汚染によって漁業被害が出るまで放置されました。六七年に中学生がぜんそくで死亡し、またぜんそくを苦にして自殺するという事件によって市民の怒りはたかまり、集団訴訟が起こされます。津地方裁判所は被告六社の共同不法行為を認め、賠償を命じます。最終的に、脱硫装置の開発と硫黄分の少ない原油の輸入量を増やすことで、硫黄酸化物の減少がはかられることになりました。

世界中の、急激な工業化と人口密集が起こっている都市は、どこも大気汚染の悩みを抱えていて、メキシコシティやカトマンズなどの例がよく引き合いに出されますが、アジアでは中国の大気汚染が深刻な問題になっています。急速な経済発展をとげつつある中国は、そのエネルギーの大半を硫黄分の多い石炭に頼っているために、大気が著しく汚染され、政府はその対策に取り組んではいるものの、はかばかしい成果をあげていません。中国の汚染大気は偏西風に乗って日本に運ばれてくるため、他人事ではすまされない問題です。

硫黄酸化物や窒素酸化物だけでなく、ダイオキシンやアスベストなどのさまざまな有害物質も大気汚染の原因になります。汚染された大気はぜんそくや肺癌などの呼吸器疾患をもたらすだけでなく、光化学スモッグを発生させたり、酸性雨を降らせたりするなどの副次的な公害も引き起こします。

日本では一九六八年に施行された「大気汚染防止法」（最新の改正は二〇〇六年）および一九九三年の「環境基本法」によって工場からの排気ガスについて厳しい規制が課されており、またもう一つの大気汚染源である自動車からの排気ガスも規制の対象になっています。ディーゼル自動車については特別な法令によって別途規制されています。

（3）薬害

薬は病気を治すためのものですが、病原体を殺すという薬剤の性質は、人体に悪影響をおよぼす危険性をつねにはらんでいます。製薬会社が副作用をなくすために万全の研究をおこなったとしても、予測できない弊害がでてくることは避けられないとも言えます。しかし問題は、事件が起きたときに、製薬会社や厚生当局が迅速に適切な対応をするかどうかです。しばしば事態を隠蔽して処理しようとし、結果としてより大きな災害を招くというのが、多くの薬害事件に共通するパターンです。以下に日本における代表的な薬害事件について述べておきます。

サリドマイド事件

サリドマイドは一九五七年に開発された睡眠薬で、広く使用されていましたが、これが胎児に奇形（アザラシ肢症）を生じる原因となることを六一年にW・レンツ博士が報告し、開発者であるドイツのグリュネンタール社は製品の回収を開始します。日本では五八年に大日本製薬が独自に製造販売を開始し、五九年には胃腸薬にサリドマイドを配合し、妊婦のつわり防止薬として販売しました。五九年時点ですでに奇形児の発生が海外で報告されていたにもかかわらず、六二年まで販売を中止しませんでした。販売中止までの間にドイツでは被害者三〇〇〇人を超え、日本では認定被害者は三〇九人にのぼりました。英国やカナダでも同様の事件があり、世界中で総計四〇〇〇人近くの被害者がでました。注目すべきことは、米国では六〇年に認可申請を扱った食品衛生局の審査官フランシス・ケルシーが安全性に疑問を抱いて再審査の結果認可しなかったために、ほとんど被害者をださなかったことです（ケルシーはのちにケネディ大統領から表彰されます）。

六三年に被害者からの集団訴訟が提起され、七四年に製薬会社および国との和解が成立します。サリドマイドは、その後、ハンセン病や一部の癌に対する限定された薬品として再認可されています。

キノホルム

整腸剤として使われたキノホルムが、スモン（亜急性脊髄神経症）という病気を引き起こすという事例は一九五五年に始まり、六七年から六八年にかけて大発生をみます。七〇年に製造販売および使用が停止されて以降発症例はありませんが、七二年には患者の総数は一万人を超えました。これもまた現在では米国などで、アルツハイマーの特効薬として認可されています。

薬害エイズ

血友病患者の治療に、ＨＩＶウイルスに感染した提供者からの血液凝固製剤を使用したことによるエイズ患者の感染事件。問題はウイルス不活性化の処理をしないままで、凝固製剤が流通・使用されたことにあります。一九七九年に非加熱製剤の製造・輸入販売が開始されましたが、八三年にＣＤＣ（米国防疫センター）が非加熱製剤の危険性を訴え、不活性化した加熱製剤が開発されました。にもかかわらず、日本では非加熱製剤を販売する製薬会社の圧力で、加熱製剤がなかなか認可されず、その後も非加熱製剤の使用を止めなかったために、最終的に約一八〇〇人の患者、五〇〇人以上の死者を発生させることになります。加熱製剤はやっと八五年に認可されました。

八九年に非加熱製剤を承認した厚生省（当時）と製造販売および輸入販売した製薬会社に対して損害賠償を求める患者の民事訴訟が起こされ、九六年に厚生省が非を認めて和解が成立します。また非加熱製剤を推進した安部英医師、厚生省の松村明仁、製薬会社ミドリ十字の役員三人は業務上過失容疑で刑事起訴され、ミドリ十字の三被告は実刑判決、安部被告は一審無罪のあと上告審での公判中に死亡、松村被告は八六年以降非加熱製剤の回収をしなかったことに関して有罪が確定しています。

同様の事件はフランスでも起こり、血友病患者の四五パーセント、およそ五〇〇〇人がエイズに感染したと推定されています。

薬害肝炎

薬害エイズと同様に、C型肝炎ウイルスに汚染された血液凝固因子製剤（フィブリノゲン製剤）を使用したことによる感染症です。原因である疑いが濃厚な製剤は、一九七六年からミドリ十字が製造販売していた「クリスマシン」と、日本製薬が七二年から製造販売していた「PPSBニチヤク」です。米国では七七年に肝炎感染の危険性があるなどの理由でFDAがフィブリノゲン製剤の承認を取り消し、七八年にはミドリ十字はその事実を知りながら製造をつづけ、やっと八五年に販売を中止、日本製薬も八六年に製造を中止します。八八年まで回収がおこなわれなかったため、医療現場では使用されつづけ、そのために一万人以上の肝炎感染者を出すことになりました。そのうえ、当時の厚生省は八六年から八七年にかけて青森県で起きた肝炎集団感染事件の患者リストを製薬会社から提出されながら、二〇年以上にわたって公開せず、適切な治療の機会を奪うなど、倫理的に許されざる隠蔽工作をおこないました。二〇〇二年から、各地の被害者から訴訟が提起され、二〇〇七年には原告数二〇〇人を超える集団訴訟がおこなわれ、製薬会社の責任は認められましたが国の責任についてはまだ決着がついておらず、一部は係争中です。

（4）食品中毒

通常の食中毒は公害病とは呼びませんが、明らかに企業および行政の過失あるいは怠慢による大規模な中毒事件は、公害病と呼んで差し支えないでしょう。産地や成分の偽装はそれ自体犯罪的なことですが、特別に人体に有害ではないので、ここでは触れないことにします。また衛生管理が悪いために引き起こされる黄色ブドウ球菌、ボツリヌス菌やサルモネラ菌、ノロウイルスなどによる食中毒も省きます。ここでは、食品加工の工程で毒物が混入することによって生じた、歴史上有名な中毒事件だけをいくつかを取り上げてみたいと思います。

森永砒素ミルク事件

一九五五年に起こった事件で、森永乳業が製造過程で触媒として使用した砒素が残留した粉ミルクを販売したために、一万三〇〇〇人近くの乳児が砒素中毒となり、一三〇名を超える死者をだしました。当初は奇病扱いされましたが、岡山大学医学部によって原因が解明されます。この時代には公害病に対する社会の対応が整備されていなかったために、多くの患者は救済措置を受けることができませんでした。森永側は自らの責任を認めず、納入業者のせいにしたため、激しい世論の非難をあび、六〇年代に商品ボイコット運動が起こりました。ついに七〇年に責任を認めますが、この過程でシェアを大幅に縮小させることになりました。裁判では、七三年に元製造課長が実刑判決を受けますが、その後、被害者、厚生省、森永乳業の話し合いによって、被害者救済組織として財団法人ひかり協会が七四年に設立されました。

カネミ油症事件

一九六八年に福岡県北九州市のカネミ倉庫株式会社で製造された食用油（米ぬか油）が原因で起こった奇病。この油には精製過程で使用するＰＣＢが残留していて、これがダイオキシンの一種であるＰＣＤＦ（ポリ塩化ジベンゾフラン）に変化し、この油を摂取した人は、顔面が黒ずみ、肝機能障害を起こしました。一万人以上の人が被害を訴えましたが、認定基準が曖昧なため、認定患者は二〇〇六年現在で一九〇六人です。一九七〇年に製造責任者および国を相手取った集団訴訟をおこないますが、二審で原告側が勝訴したものの、最高裁で敗訴濃厚となったために訴訟は取り下げられました。仮払い賠償金をめぐる混乱はありましたが、二〇〇七年に国が返済要求を放棄したことによって一応の解決をみました。

メラミン汚染牛乳事件

これは中国産の食品で起こったものですが、混入されたメラミンのために腎臓障害を起こすという事件です。二〇〇七年に中国産のペットフードを食べた多数のイヌやネコが死ぬという事件が米国で起き、大きな問題になります。さらに二〇〇八年には、メラミンが混入した粉ミルクを飲んだ乳児が腎障害に陥るという事件が中国を中心に起こりました。メラミンの混入は、牛乳のタンパク質量を水増しするためでした。メラミンは$C_3H_6N_6$という分子式をもつ化合物で、尿素から合成されます。ケルダール法と呼ばれるタンパク質定量法は、実際にはアンモニア量を測定しているので、メラミンがこれにひっかかるわけです。食品にメラミンを加えれば、あたかもタンパク質が多いかのような検査結果がえられることになります。ペットフードの場合も粉ミルクの場合も、中国政府の対応は迅速とは言いがたいものでしたが、最終的には因果関係を認め、責任者の処罰をおこないました。しかし、最近になって廃棄処分したはずのメラミン入り粉ミルクの一部が市場に流通していることが判明して問題になっています。

3　狂牛病

狂牛病はある意味では伝染病とも言えますが、公害病の要素ももっています。その原因がきわめて特殊であり、影響が大きかったことから、別に論じたいと思います。狂牛病（mad cow disease）の正式な病名はウシ海綿状脳症（Bovine Spongiform Encephalopathy。略してＢＳＥ）です。

(1) 狂牛病の発見

ガイジュセク博士がパプア・ニューギニアの食人習慣をもつ部族のあいだに見られたクールーという病気の解明に取り組んだのは、一九五七年のことで、博士はその功績によってのちにノーベル賞を受賞します。博士は最初のうちは遺伝病ではないかと思っていたのですが、この病気が、死者を弔う儀式のなかで脳を食べる女性にだけしか発症しないことをつきとめ、脳内の物質が原因であることを明らかにしました。

この研究の過程で、患者の脳の標本を送られたＮＩＨ（米国国立衛生研究所）のクラツォ博士は、脳の病変が人間のクロイツフェルト・ヤコブ病の患者のものとそっくりであること気づいて、この二つの病気が結びつきます。一方、ヒツジのスクレイピー病を研究していたミネソタ大学のハドロー博士は、五九年にたまたまガイジュセク博士が学会で展示していたクールー患者の脳の切片写真を見て、その類似性に驚き、三つの病気が結びつきます。そしてどれもが同じ原因で起こることが確実になり、さらに、患者の脳抽出物を正常な実験動物の脳に注入すると、同種の動物だけでなく、異種の動物、たとえば霊長類にも感染が起こることが確かめられます。ガイジュセク博士らは、感染してから非常に長い潜伏期間をもつスローウイルスが病原体だろうと考えましたが、ウイルスを発見することはできませんでした。

ウイルスが見つからないため、ガイジュセク博士らは、やがて異常なタンパク質の結晶か作用が原因ではないかと考えはじめます。これにヒントを得たカリフォルニア大学のプルシナー博士らは、くわしい実験を重ねて、これが分子量三万から三万五〇〇〇のプリオンタンパク質によって引き起こされるもので、ウイルスが介在しないことを明らかにします。この功績でプルシナーは一九九七年にノーベル医学生理学賞を受賞します。現在では、このタンパク質を指定しているヒトの遺伝子も特定され、この遺伝子に突然変異が起きると発病することがわかってきました。狂牛病は感染症であると同時に遺伝病でもあるのです。ただし、スクレイピー病の場合には正常と異常のちがいは遺伝的なものではなく、タンパク質分子の折りたたまれ方がちがうだけとされています。

(2) 狂牛病の衝撃

八五年にイギリスで狂牛病（ＢＳＥ）の最初の一頭が見つかります。八六年には六〇頭、八七年には確認されただけで四二〇頭が発症します。症状からおそらくヒツジのスクレイピー病がウシに感染したものであろうとされ、原因の究明がなされます。その結果、スクレイピー病にかかったヒツジの肉骨粉飼料が原因であることが推定されました（七〇年代の前半からヒツジ肉の処理法が変わったため、病原体が混じるようになったと考えられています）。英国政府が八八年から八九年にかけて感染したウシやヒツジ肉の混入した飼料を焼却しはじめますが、狂牛病は増えつづけ、九〇年末には一万五〇〇〇頭に達し、ピークの九二年には年間四万頭近くが発病したところで、ようやく対策が効果を表しはじめ、流行は下火になっていきます（潜伏期間は二〜八年、平均五年）。

当初、感染は近縁の種間のみで起こり、感染した牛肉を食べても人間に感染することはないと考えられていたのですが、九〇年に一匹のシャム猫に海綿状脳症が現れて以降、ヒトへの感染を疑わせるいくつかの状況証拠が現れ始めます。そして、九六年に英国保健省は新しい型のクロイツフェルト・ヤコブ病の一〇例の発症があり、そのうち八名が死亡したと発表します。通常のクロイツフェルト・ヤコブ病は日本を含めて世界中で一〇〇万人に一人くらいの割合で見られる遺伝子病ですが、六〇歳前後でしか発症しないのに、新しい型は、二人の未成年者を含めて三〇歳前後の青年層に現れ、しかも通常の痴呆型ではなくクールーに似た運動失調症であったことで、狂牛病からの伝染であることが強く疑われることになりました。この発表を受けて、EU諸国は英国からの牛肉の輸入を全面的に禁止し、三〇万頭以上のウシが処分されることになります。

しかし、その後、感染者数は拡大し、二〇〇二年には英国で一二一名、フランスで五名、アイルランド、イタリアで各一名となり、二〇〇九年三月時点において、英国で一六八名、フランスで二三名、その他のEU諸国を含めて総計二一二名の患者が出ています。この病気の潜伏期間は一〇年前後と考えられていますので、発症のピークはすぎたと考えていいでしょう。

（3）後手に回った政府の対策

この事件に関して、英国政府の対応はつねに後手をふみます。原因がわかった時点でただちに肉骨粉の使用を禁止し、感染したウシの売買を禁止したのはよかったのですが、発病したウシのいる群れのまだ発病していないウシ（潜伏期にある可能性がある）を含めなかったうえに、牧畜業者や加工業者に対する保証を十分にしなかったために、業者が飼料や食肉を闇で売りさばくことを抑止できなかったのです。禁止後はEU諸国に肉骨粉が大量に輸出され、その二年後にEUが禁止すると、今度はインドネシア、タイ、スリランカ、日本などアジア諸国への肉骨粉の輸出が増大し、九六年に英国政府によって禁止されるまでつづきます。この間に、アジア各国に一〇万トン近い肉骨粉が輸出され、東欧、中近東、アフリカを含めると四〇か国以上に輸出され、世界的な狂牛病汚染を引き起こしました。

また、この病気が経口感染することがすでに八五年に証明されていたにもかかわらず、八九年になっても政府はウシやヒツジから人間に感染することはありえないと主張しつづけ、九〇年にシャム猫が死んで騒ぎになったときにも、ときの農業大臣は、英国の食肉が安全であることを宣伝するために、テレビ・カメラの前で、娘にハンバーガーを食べさせたのです。どこの国の大臣もなんとよく似たことをするのかと驚いてしまいます。いずれにせよ、EUが禁止令をだすまで、感染の可能性のあるウシが何十万頭も英国から輸出されてしまったのです。

（４）日本上陸

二〇〇一年に千葉県で狂牛病のウシが発見され、日本にはいないと思っていた政府および国民に衝撃を与えました。政府はただちに、肉骨粉の全面使用禁止、すべてのウシの危険部位（脳・脊髄・眼・回腸遠位部）の除去と、全頭の迅速BSE検査をおこないます。この全頭検査によって、第二号、および第三号が、翌年に第四号が見つかります。いずれも一九九六年の生まれで、英国型の狂牛病で、英国から輸入された肉骨粉で感染した可能性が高いものです。その後も毎年数頭の陽性ウシが見つかっており、二〇〇六年に二六頭目、二〇〇七年には三三頭目、二〇〇八年には三五頭目の陽性ウシが見つかっています。

この感染も日本政府がもっと早期に手を打っていれば、防げた可能性があります。一九九〇年代に東南アジアに肉骨粉が大量に輸出されたとき、ＥＵが警告のレポートをだしたにもかかわらず、業界の圧力を受けた日本政府は、科学的根拠がないとして対策を講じませんでした。むしろ他のアジア諸国の方が先に厳しい規制をおこなったのに、自国での狂牛病発生を見てはじめて規制するという後手にまわったわけです。人間への感染確率は実際にはかなり小さいものですが、食肉業界に与えた打撃は深刻で、まさに一文惜しみの百失いの典型と言えるものでした。

ヒトの感染については、二〇〇五年の四月に日本人ではじめて変異型クロイツフェルト・ヤコブ病患者が確認されたことを厚生労働省が発表しました。この患者は五〇代の男性で、八九年に約一年間英国に滞在し、その間に感染したと思われ、四〇代で発病し、二〇〇四年の末に死亡したと発表されました。

またウシが感染源ではないのですが、別の形でのクロイツフェルト・ヤコブ病の流行も日本では知られています。それは硬膜移植による感染です。硬膜というのは脳の外側を覆う膜で、脳外科手術の補填用に死体からとった硬膜を使用します。ドイツのＢ・ブラウン社製のヒト乾燥硬膜「ライオデュア」がクロイツフェルト・ヤコブ病患者からのもので汚染されていて、これを移植すると感染することがわかったのは一九八七年四月で、アメリカの食品医薬品局（ＦＤＡ）は廃棄処分とするよう警告を出したのですが、当時の厚生省はこの警告を知りながら黙殺し、やっと九七年三月になって使用中止と回収命令を出したのです。その結果として、一九七九年から九七年までに硬膜移植手術を受けた人のうち、二〇〇三年現在全国で九三人の硬膜汚染によるクロイツフェルト・ヤコブ病患者が報告されています（厚生科学審議会疾病対策部会の報告）。二〇〇三年にこのヤコブ病訴訟の一つ大津訴訟が和解しました。

(5) アメリカの狂牛病

米国とカナダの政府当局は、一九九七年に肉骨粉の使用を禁じたので、狂牛病は存在しないと主張してきました(ただしこの規制はかなり緩いもので、実際には使用されている例がかなりあるようです)。しかし、二〇〇三年一二月に米国内で初の狂牛病発生が伝えられ、ご存知のように大騒ぎとなり、日本政府は米国からの牛肉輸入を禁止しました。忘れてはならないのは、二〇〇一年に日本で狂牛病が発生したとき、米国政府は日本からの牛肉輸出を禁止し、二〇〇五年末まで解禁されませんでした。二〇〇五年一月にはカナダで北米三例目の狂牛病が出たことが公表されました。

二〇〇四年度に米国で食肉加工されたウシは全部で三六〇〇万頭、そのうち検査されたのは一七万六四六八頭です。しかし、米国農務省による検査は非公開で、しかも独立した研究者や研究機関による検査は禁止されています。カンザス州の畜産企業が日本への輸出にあたって日本企業と独自検査の協定を結んだとき、農務省は違法であると警告しました。発表があるたびに牛肉市場が暴落するので、業界団体が感染疑惑を公表しないように強い圧力がかけられているからです。

日本政府は、米国からの要求に屈して、二〇〇五年一二月に輸入を再開しますが、二〇〇六年の一月に危険部位(脊柱)の混入が発覚して再度停止されます。七月に生後二〇か月以内で危険部位除去牛に限るという条件で輸入がふたたび認められ、現在に至っています。

(6) 安全性とリスク評価

狂牛病の牛を食べた場合の感染の危険率はどれくらいあるのでしょう。国際獣疫機構(OIE)の調査では、特定危険部位を除去した牛肉には異常プリオンの蓄積はなく、感染する可能性はゼロだとしています。

日本の厚生労働省も農林水産省もこの立場をとっています。ただ肉処理の過程で危険部位が混入する可能性は皆無とは言えないので、やはり慎重な対処が必要でしょう。この危険部位を原料とした加工品にはプリオン混入の危険性があるので、薬用のカプセル（コラーゲン）などは現在、米国からの輸入がストップしています。

日本では、特定危険部位は全頭につき除去していますが、EUでは一二か月齢以上（英国では六か月齢以上）、米国では三〇か月齢以上のウシについておこなわれています。日本は輸入再開の条件として、全頭除去を要求しています。BSE検査については、日本では全頭で実施されています（米国の強い意向を受けて二一か月齢以上に変更の予定）。EUでは三〇か月齢（ドイツは二四か月齢、それより若いウシについては自発的におこなうものとしています）以上、アメリカは三〇か月齢以上で、しかも歩行困難なウシについてのみ検査することになっています。日本の全頭検査の結果では、二一か月齢で異常が検出されたものもあり、障害の症状がまったくでていないウシでもみつかっているので、米国流の検査はやはり甘いという気がします。また検査法そのものの精度が悪いという批判もあります。

英国では、これまで約七五万頭の狂牛病ウシが食べられており、これによる変異型クロイツフェルト・ヤコブ病患者の死亡数は二〇〇九年三月までに一六八人で、一〇年前後という長い潜伏期間を考慮すると、最終的には二〇〇人程度と推定されています。したがって、最悪の事態を想定しても、狂牛病ウシ一〇〇〇頭分当たり、患者は一人弱という非常に低い出現率になります。日本にこれまで米国から輸入されていたのは年間約一〇〇万頭ですから、問題は、米国にどれくらいの比率で、狂牛病ウシが存在するかです。もし、〇・〇一パーセント（一〇〇頭）の感染ウシがいれば、年間一人の患者が出る確率になります。しかし危険部位を除去したあとは、一パーセントしか異常プリオンが残留しないとすると、一〇〇年間で一人という計算になります。これに全頭検査をおこなえば、削減されるリスクはその一〇〇分の一、つまり〇・〇一人分減りますが、それに要する費用は年間二〇億円と推定されています。

『環境リスク学』の著者である中西準子氏は、このことから、全頭検査は必要ないと言っています（ただし、米国が感染状況についてもっと正確な情報開示をするという条件のもとにですが）。これは一つの考え方だと思います。日本については、これまでの検査実績（三〇〇万頭当たり陽性ウシ一〇頭）からして、全頭検査をしなくても危険率は一〇〇万頭当たり約三・三頭で、ただちに全頭検査は止めてもいいのではないかという意見です。そのお金をもっとリスクの高い病気の対策に使えるではないかというわけです。

4　まとめ

ここまで見てきた公害病について、生命倫理的なまとめをしておきましょう。公害病の最終的な責任が原因企業と行政当局にあるのはまちがいありませんが、結果論として、批判するだけでは意味がありません。どこに問題があったかを批判的に総括することが重要です。

第一に、その時点で予見できなかった、あるいは実現できなかったことは責任を問うことができません。薬害エイズ、薬害肝炎について、初期にウイルス性の病気であることは誰も知らなかったわけですし、注射針を一人ずつ交換するというのも経済的に不可能でした。問題は、因果関係がわかったときにただちに対応しなかったことです。しばしば製薬会社と厚生当局、企業と通商産業当局における事実の隠蔽ないし軽視が事態を悪化させたことに公害病の本質があります。結果として、公害病と認定されるまでの間、患者がいわれのない差別を受けるという事態を招くことになります。

第二に、病気の原因の確定は非常に手間のかかる作業ですが、判断が遅れると被害が拡大します。したがって、事前の審査、事後の判断には公正さだけでなく迅速さも要求されます。その点で管理当局と業者の癒着が大きな問題になります。日本では官僚の天下りが問題になっていますが、それが批判されるのは審査する主体が審査される企業に天下りするという構造をつくりだしているからです。こういう構造は必然的に審査を甘くし、公害事件が起こったときの迅速な対応を遅らせます。発展途上国では、この問題は官僚の汚職という形をとります。二〇〇七年に中国で、国家食品薬品管理局の元局長が多額の賄賂を受け取り、八年の在任期間中に一五万件以上の新薬を認可し（米国の一三〇倍以上）、結果として数千人の死者を出した責任を問われ、死刑に処せられたと報じられました。これは氷山の一角にすぎないでしょう。

第三に、地方自治体の地元企業への依存度が強すぎることを考えると、公害事案の審査は、中央の中立的な機関が審査するような体制が必要でしょう。

第四に、企業のコスト削減努力が公害製品の製造につながる場合が少なくありません。しかし、被害者をだしたときの損失を考えれば、長期的な利益という観点から、企業はより慎重な安全対策を講じる必要があります。

そして、最後に強調しておきたいのは、消費者自身が、自らの目で、安全性を評価する知識を身につける必要があるということです。

12章

安楽死と尊厳死

安楽死は現代の生命倫理における重要なテーマの一つです。歴史的にも貧困や障害という問題に関係して、秘密裏におこなわれてきた安楽死がありましたが、現代においては、医療技術の発達が、法的に認められるような新たな形の安楽死を生みだしています。当然のことながら、そこにはさまざまな倫理的問題がつきまとうことになります。

1　安楽死とは何か

安楽死を表す英語 euthanasia はギリシア語起源で、eu は優生学の場合と同じく、良い、thanasia は thanatos すなわち死からきています。合わせて、良き死、幸福な死を意味します。安楽死が議論の対象になるのは、もはや助かる見込みがなく、「苦しみ」（これは本来主観的なもので、かならずしも外から客観的に判断できるものではありません）のうちに死ぬしかない患者がいる場合です。そういう場面は、重病の末期、あるいは事故による植物状態、あるいは致命的な先天的異常をもつ赤ん坊が生まれたような場合です。そうした状況で、俗な言葉で「楽にしてやる」という行為が安楽死です。この意味で mercy killing とも呼ばれます。西部劇など怪我をした馬を射殺するといった場合によくもちだされる論理で、今でも脚を折った競走馬は薬殺されています。

人間における安楽死はどういう名分があるにせよ、殺人であることにかわりはないので、本来は倫理的に許されないことです。しかし、ほとんどの社会で医師の判断によって、特定の状況のもとでは暗黙のうちに実践されてきました。その意味では、社会的に黙認されていたわけです。また、差別思想にもとづいてナチスドイツがおこなった優生学的で非倫理的な「安楽死」も知られています。しかし、二〇世紀後半から、医療技術、とりわけ延命術の発達によって、安楽死はそれらとは異なるまったく新しい様相を呈し、生命倫理の課題になってきます。そこに横たわるさまざまな問題を論じるにあたっては、少し概念的な整理をしておく必要があります。

2　安楽死の分類

(1)　積極的安楽死と消極的安楽死

安楽死は、そのやり方に関して二つに分けられます。積極的安楽死というのは薬物（筋肉弛緩剤）の投与などによって、患者を直接死に至らしめるものです。これは、ある意味で殺人行為にあたるもので、オランダなど二、三の国を除いて、ほとんどの国では法律的に禁じられています。消極的安楽死は、手を尽くせばまだ延命できるけれども、それをしないことによって死を早める処置のことです。最も典型的なものは、人工呼吸器のスイッチを切る、栄養補給のチューブを外すといった行為です。あるいは、重い障害をもった新生児に救命措置をほどこさないという行為です。これ自体に関しても、さまざまな倫理的評価がありえますが、現実には多くの医師がみずからの責任と判断にしたがっておこなってきたことであり、いまでもおこなっている場合があると考えられます。

このほかに、どちらとも言えないというのもあります。たとえば、癌などの末期段階では患者は激しい痛みに苦しめられることがあると、苦しみを緩和するために、モルヒネなどの鎮痛剤が大量に投与されることがあります。これは副作用として、患者の命を縮めることになるので、間接的な安楽死と見ることができます。しかし、この行為はふつう法律的にも倫理的にも是認されています。

(2) 患者の意思による区別

先の区別は、患者の意思とは無関係なものでしたが、患者の意思に重点をおくと、自発的安楽死／非自発的安楽死／反自発的安楽死の三つに分けることができます。したがって、理論的には二×三＝六通りの組み合わせがありえます。

自発的安楽死は患者が自分の意思で早く殺してほしいと願うものです。これについては、尊厳死という形で、あとでまとめて説明します。

非自発的安楽死というのは、新生児や植物状態の患者のように、患者の意思表示ができない場合です。当事者が苦しんでいるのか、死にたがっているのかということは誰にもわからないので、医師や近親者が早く死んだ方が幸せだろうと判断するわけです。他人が人の意思を付度《そんたく》するわけですから、倫理的な問題はあるわけで、とくに重度障害児の場合については、強い反対意見もあります。しかし、先にも述べたように、非自発的な消極的安楽死は医療の現場では日常的におこなわれており、よほど特殊な場合でないかぎり、医師の判断に委ねるしかないと思われます。ただし、最近では米国の例で見るように、倫理的な問題として問われることがあります。非自発的な積極的安楽死については、当然ながら倫理的に疑問があります。

反自発的安楽死というのは、患者の意思に反しておこなうもので、明確な殺人です。ナチスドイツによる、患者や障害者の「安楽死」がまさにこれに当てはまります。

3 尊厳死

つぎに、患者の自由意思による安楽死、すなわち尊厳死について、もう少しくわしく見てみましょう。尊厳死は英語の Death with Dignity の直訳で、単に生きたモノとしてではなく、人間としての尊厳をもって死にたいという意思表示をした患者を死に至らしめることです。日本でおこなわれた実例の一つとして、末期癌の苦しみから尊厳死した作家の吉村昭氏の場合があります。お別れの会で、作家である妻の津村節子さんが述べているところでは、死の前日の夜、「点滴の管を自ら抜き、ついで首の静脈に埋め込まれたカテーテルポートも引き抜き、直後に看病していた長女に〝死ぬよ〟と告げた」と言われています。

尊厳死にも消極的と積極的の区別があります。消極的な形のものだけを尊厳死と呼ぶべきだという意見もあります。一般的には、延命治療の拒否という形をとり、まだ意識のあるうちにそのような意思表示をしておくものです。ほかにも、たとえばエイズ患者が肺炎を発症したときに治療を拒否するというのもあります。最近はエイズ治療も進んでいるので、少なくなっているでしょうが、かつては発症すれば、長くても数年のうちに死ぬことがわかっていましたので、患者が治療を拒否することがありました。医師がこの意思を尊重すれば、これも一種の安楽死です。一般に患者の自由意思による尊厳死は合法的とされ、倫理的にも許されるべきものと考えられます。

積極的な尊厳死は、患者自らがおこなえば自殺ですが、第三者がおこなえば自殺幇助です。末期患者は体が動かない場合が多いので、医師が毒薬の提供などの支援をすることになります。これはまぎれもない自殺幇助であり、その倫理的評価は、自殺そのものをどう考えるかということと、密接にかかわってきます。

4　自殺をどう見るか

自殺を美徳とする考えは全体としては少数派ですが、たとえば日本の武士道のように、世界中に見られます。古代国家においては、主君の死に際して、臣下が殉死する風習があり、熱烈な宗教信者が信仰を守るために殉教するという行為もひろく認められています。また、貧しい社会においては、心身の苦しみから自らを解放するための自殺ではなく、共同体の存続のために自らの命を犠牲にするという形の自殺が見られます。典型的な例が、深沢七郎の『楢山節考』に描かれているような老人の遺棄死です。老人や病人の遺棄と同じような慣習はイヌイット（エスキモー）やアメリカ先住民のあいだでも報告されています。社会に弱者を扶養できるだけの経済的な余裕がないために、やむなく認められている自殺ですが、他殺と呼ぶべき場合も少なくありません。

老いや病からの解放という、本来の安楽死の意味に近い自殺も、古くギリシア・ローマの哲学者たちによって容認されていました。人間はただ生きることではなく、よく生きることを重視し、苦痛しかない人生は生きるに値しないと考えていたのです。たとえば、ストア派の哲学者セネカは、「道徳書簡」の一つにおいて「身体上問題がなければ、老年期の人生を自ら放棄しようとは思わない。しかし老いに心むしばまれ身体機能も衰えて、ただ呼吸しているだけのような、名ばかりの人生になったなら、さっさとくたびれた肉体から逃げ出そう。治る見込みがあり正常な精神生活が続けられる限り、病気から逃げ出して死を求めることはしない。苦しいからといって自殺するつもりもない。そんな状況で死を選ぶのは敗北だ。だが苦しみが際限なく続くとわかったとき、苦痛そのものより、苦痛によって生きる意味が失われるために、私はこの世に別れを告げるだろう」（吉田純子訳）と書いています。アントニウスとクレオパトラや死刑を宣告されて毒をあおいだソクラテスなど、有名な自殺者もたくさんいます。ただし、もちろん、「ヒポクラテスの誓い」は安楽死が医師の務めに反するものとしています。

キリスト教が支配するようになる西洋社会では、自殺は神の意志に反するものとして、厳しく断罪されるようになります。一三世紀の哲学者で、中世神学の代表者ともいうべきトマス・アクィナスは、自殺が社会から有能な人間を奪い、子供から親を奪うという点でも非難しています。この点はイスラム教もユダヤ教も同じですが、一般に信仰を守るための自殺行為は殉教として例外的に認められます。ただし、ヒンドゥー教は自己の意思で自らを解放するものとして自殺者をたたえ、また妻が貞節の証として、夫の亡骸とともに焼身自殺をするサティという慣行をもっていました。

ルネサンス以降の西欧では、中世キリスト教世界への反発のなかで、自殺を罪とみなす考え方にも批判が加えられるようになります。そのなかで、オランダ生まれの哲学者トマス・モア（一四七五－一五三五）は『ユートピア』のなかで、聖職者と役人にこう言わせています「あなたは人生のすべての義務に応じることができず、他人に対して重荷になっており、自分自身にも耐えがたい身で、すでに死すべきときを越えて生きているのだから、これ以上、疫病や伝染病を培養しつづけようとは考えずに、生命が自分にとって苦悩になったいま、死ぬことをためらわず、楽しい希望をもって、ちょうど牢獄や拷問の責めから逃れるように、自分で自分をこの苦しい生から解放するか、または自発的に他人に頼んで解放してもらうかするのがよくはないか」（沢田昭夫訳）。これは明らかに安楽死の発想です。またイギリスの哲学者フランシスコ・ベーコン（一五六一－一六二六）は、自殺の肯定から一歩踏み出して、安楽死という概念を提唱します。『学問の発達』という本のなかで、「医者の任務は患者の健康を回復させるだけでなく、痛みや苦しみを軽減させることにもある、と私は思う……カエサルが、いつも自分にも願っていた小さくない幸福というのは、そういう安楽死（euthanasia）である……私の考えでは、死の苦痛と苦しみを和らげ、なだめるために、技術の探究も……するべきだと思う」（成田成寿訳）と書いています。これが安楽死という言葉の最初とされています。

5　安楽死を巡る歴史

次に、主要な国における安楽死問題の歴史を簡単に見ていきたいと思います。ドイツについては、優生学のところで少し触れたので、ここでは、ナチスドイツの安楽死政策に影響を与えたとされる著作が一九二〇年に出版されたことだけを述べておきます。これは精神医学の教授であったアルフレート・ホッへの『生存無価値生命の抹殺の解除について』という本で、いまでいう植物状態や重度の精神障害をもつ人間の積極的安楽死を主張したものでした。

（1）英国

安楽死という概念の発祥の地であるイギリスでは、一九三〇年代に入ってから安楽死をめぐる議論がさかんになりはじめます。三一年には、医師であるキリック・ミラード（一八七〇－一九五二）が、自発的安楽死を合法化すべしという講演をしています、三五年には世界最初の英国安楽死協会を創設してその初代会長となります。三六年には、自発的安楽死合法化法案がボンソビー卿によって上院に提出されますが、否決されます（六一年にも提出されますが否決）。ジュリアン・ハクスリー、バーナード・ショー、H・G・ウェルズなどの著名人が安楽死の支持を表明しますが、戦争およびヒトラーの優生学的政策のために安楽死運動は後退します。六一年に自殺法が議会を通過し、自殺は罪でなくなりましたが、自殺幇助は有罪とみなされることになります。

　安楽死の法的扱いはきわめて遅く、一九九三年になって貴族院が、植物状態での生命維持装置の打ち切りを初めて容認します。しかし、積極的安楽死には依然として厳しい姿勢を崩さず、九四年に上院の医療倫理特別委員会は、それを容認することは高齢者や重症患者への心理的な負担となりかねないという報告をしています。

　そこで二〇〇二年には、ダイアン・プリティ裁判がおきます。ダイアンは二児の母で、一九九九年に運動ニューロン病（ＭＮＤ）を発症します。この病気は徐々に体の運動機能が失われていく進行性の病気で、治療法はありません。最後には呼吸ができなくなって死にますが、意識は最後までしっかりしているという大変に辛い病気です。車椅子についたコンピュータで意思を伝える（宇宙物理学者のホーキングの例を思い浮かべてください）ことができる段階で、夫に自殺の幇助を依頼します。ダイアンは夫が罪に問われないよう検察当局に免責を求めますが、拒否されたので、二〇〇〇年に施行された人権法を根拠に人権侵害であるとして訴えます。一審では敗訴し、貴族院裁判所、および欧州人権裁判所に上訴しましたが、いずれも退けられるうちに、二〇〇二年に容態が急変して四三歳で亡くなります。

　一方、二〇〇三年に脊髄小脳変性症の患者であるレスリー・バーク氏が訴えた裁判の経過は、間接的に安楽死の合法性を認めるものとして注目されます。バーク氏は栄養補給を受けなければ生きていけない状態だったのですが、将来自分の意識がなくなった時点でも補給を継続するように保証してほしいという訴えをしたのです。補給の停止は医師の判断に任される事項であるために、この訴訟がなされたわけです。二〇〇四年の第一審判決は原告の言い分を認めますが、英国医事委員会（ＧＭＣ）が控訴し、二〇〇五年の第二審は第一審判決を棄却し、バーク氏側の貴族院への控訴も却下され、二〇〇六年に判決は確定します。つまり、判断は医師の裁量であるという結論になったわけです。

というわけで、英国では安楽死は法的にはきわめて曖昧な状況にあり、患者が生存への明確な意思表示をしている場合でさえ、医師の判断しだいということになっています。

(2) 米国

一九〇六年にオハイオ州議会が、激しい苦痛を訴える不治の病人は専門委員会の決定にもとづいて死亡させてもよいという積極的安楽死法案を可決しますが、連邦政府に認められず頓挫します。三七年にはアメリカ安楽死協会が設立され、会長のチャール・ポッター神父は、末期患者だけでなく、重度の障害をもつ新生児や慢性的精神病者にも安楽死が認められるべきだという優生学的色彩の濃厚な主張をしました。六九年から七六年にかけて、フロリダ州、ハワイ州、モンタナ州をはじめとする十数州で、積極的安楽死による尊厳死法案が提案されますが、法制化には至りません。七六年には、カリフォルニア州が自然死法案を制定し、七七年に施行されます。この法案は、回復の見込みのない末期患者について、本人の願望を明示した医師への指令書があれば、生命維持装置の撤去を認めるというもので、これ以後、アメリカ各州で同様の法律が制定され、これが現在のリビング・ウイル運動につながっていくことになります。

こうした流れのなかで、いくつかの安楽死をめぐる訴訟や事件が起こります。主要なものについて、簡単にふれておきたいと思います。

カレン・クインラン事件

当時二一歳のこの女性は、一九七五年に急性薬物中毒で意識を失い植物状態になります。両親はニュージャージー州高等裁判所に死ぬ権利を認めて、人工呼吸器をはずすことを許可してほしいと提訴します。裁判所は、患者が意思を表明できないときは、生き続けることを選ぶとみなすのが社会通念であるとして訴えを却下します。両親は州最高裁に上告し、最高裁は、七六年に、治療をつづけても回復の見込みがないときは、人命尊重の大原則よりも死を選ぶ個人（後見人の父親によって代弁された）の権利が優先されるべきとして、両親の訴えを認め、人工呼吸器がはずされました。しかし、彼女は自力呼吸をつづけて八五年まで一〇年間生き続け、最後には肺炎で死亡しました。この判決の意味は消極的安楽死が、代理人の意思という形で法的に認められたことにあるとも言えますが、むしろ、こういうことはそれ以前にも暗黙のうちに日常的におこなわれていたのであり、そのような医療現場での判断が司法判断の対象になるということにあったように思われます。

サイケヴィッチ事件

この事件の患者は、六七歳の重度精神障害者（知能指数が一〇）ジョセフ・サイケヴィッチです。この人は、それまで言葉を話すことはできませんでしたが、肉体的には健康でした。五〇年以上マサチューセッツ州の施設で暮らしていましたが、七六年に急性骨髄性白血病にかかったことが判明します。この病気には化学療法しかなく、それは激しい副作用を生じるおそれがあるうえ、治癒率が低く、効果があったとしても二、三か月の延命しか期待できないものでした。治療せずにおくと数週間から数か月のあいだに苦痛なく死ぬことが予想されるという状況でした。本人は意思表示ができないので、収容施設の責任者から検認裁判所に治療をおこなわないという申し立てがなされ、裁判所はこれを受理します。まもなくサイケヴィッチは肺炎を併発して死にますが、その後、検認裁判所は州の最高裁判所に、その処置の当否について質問するのですが、最高裁はこれを是とする判断をくだしました。

ベビー・ジョン・ドゥー事件

これは、一九八二年にインディアナ州で生まれたダウン症候群の男子をめぐる事件です。ジョン・ドゥーというのは米国で匿名代わりによく使われる名前で、日本で言えば「名無しの太郎」といったところです。この赤ん坊は、食道閉鎖と気管食道瘻を併発していたのですが、両親はその手術を拒否、病院が裁判所に判断を仰いでいるうちに、生後六日目に死亡します。似たような事件にベビー・ジェイン・ドゥー事件があります。これは八三年にニューヨークに生まれた女子をめぐる事件で、赤ん坊は脊椎破裂、脳水腫、小頭症など複数の障害をもっていました。両親は手術を拒否、看護婦が弁護士に相談し、弁護士が訴訟を起こし、裁判は二転三転しますが、結局両親は手術に合意して、手術がおこなわれました。これらの事件が、きっかけとなって、八四年に児童虐待予防修正法がつくられました。

ナンシー・クルーザン事件

これは、交通事故による脳障害で植物状態になった事故当時二五歳の女性をめぐるもので、昏睡状態のまま七年が経過し、自発呼吸ができるので、水分・栄養等の生命維持治療をおこなえば、あと三〇年は生きることできると医師団は考えていました。両親は娘がこういう状態で生き続けることを望まないだろうとして、栄養補給を止めて死なせる許可をミズーリ州の高等裁判所に訴えます。裁判所はこれを認めましたが、州が上告して、州最高裁判所までいき、両親は敗訴、連邦裁判所に控訴しますが、最終的には、本人の意思が明らかでないという理由で、四対五で両親が敗訴します。ところがその後ナンシーの友人が植物状態で生きたくないと言っていたという証言をし、ミズーリ州の検認裁判所はチューブの取り外しを認め、ナンシーは取り外して一二日後に死亡しました。

キヴォーキアン事件

これは、ミシガン州の医師ジャック・キヴォーキアンが末期患者の自殺を幇助したという疑いで告訴された事件です。彼は患者自身の操作によって自殺を可能にする毒液入りの「マーシトロン」という装置を一九八九年に開発し、これを患者に与えたのです。一九九〇年にジャネット・アトキンズという女性がこの装置を使って自殺して以来、一九九九年に第二級殺人および統制薬品使用の罪によってミシガン州刑務所に収監されるまで一二〇～一三〇人の患者の自殺を幇助したとされています。キヴォーキアンによれば、全米で年間二〇〇〇人以上が断末魔の苦しみに耐えかねて銃で自殺しており、その苦しみを考えれば、銃で自殺できる力のない患者に自殺の手段を与えるのは、自殺幇助ではなく、あくまで苦痛の除去が目的であり、正当な行為だと主張しています。九年間に四回も訴えられながら、ミシガン州には自殺幇助罪がなかったために法的に規制することができず、いずれも無罪になりました。しかし、九八年に、CBSテレビの「六〇ミニッツ」という番組で、筋萎縮性側索硬化症（ALS）末期の患者に自らが薬物を注射して安楽死させるビデオを放映したために、第二級殺人罪で告発され、懲役一〇～二五年の不定期刑という有罪判決が下されました（二〇〇七年に釈放されています）。

キヴォーキアンらの安楽死公認化運動の影響もあって、自然死法やリビング・ウイル法など州によって呼び名はさまざまですが、現在全米五〇州が「患者の死ぬ権利法」を制定しています。その手段は原則として自発的な消極的安楽死です。尊厳死法として医師による自殺幇助を法制化しているのはオレゴン州（一九九五年）だけですが、連邦政府および医師会の強い反対にもかかわらず、現在二〇を超える州で同様の法制化が検討されていて、二〇〇九年にはワシントン州で自殺幇助を認める尊厳死法案が可決されました。

(3) オランダ

オランダは世界でも最も積極的に安楽死を認めている国です。そのきっかけとなったのは、一九七一年のポストマ医師安楽死事件でした。開業医だったトルース・ポストマ医師は、脳溢血の後遺症で苦しみ、何度も自殺未遂を繰り返す母親に致死量のモルヒネを投与して死に至らしめます。ポストマ医師は起訴され、七三年に有罪とされますが、非常に軽い罪でした。判決は基本的に安楽死を容認し、そのための四つの要件を提示します。すなわち（a）不治である（b）激しい苦痛がある（c）患者の自由意思である（d）担当医あるいはその相談を受けた他の医師が安楽死を実行するというものでした。これは現在でもほぼ世界的な基準といっていいものです。

判決の直後からオランダ自発的安楽死協会がポストマ医師を支援し、安楽死完全合法化を求める運動を開始します。八一年に検察局は、検察長官委員会が起訴を認めるまでは、自発的安楽死を起訴しない、つまり黙認すると発表します。そして八四年にはオランダ医師会が条件つきで安楽死を認めるという報告書をだします。その後いくつかの裁判事件（八四年のアルクマール事件、八五年のアドミラール医師事件、九〇年のアメロ地裁事件、九四年のパウドワイン・シャボット医師事件）がありますが、いずれも違法性を認めながらも、その行為自体は咎められないという判決でした。九一年の政府による実態調査を報告したレメリンク・

レポートによれば、九〇年におけるオランダの安楽死は全死亡者数の一・八パーセント、そのうち医師による自殺幇助は〇・三パーセントということでした。また九九年度の安楽死地域審査委員会の報告では、九八年度だけで二五六五件の安楽死がおこなわれたとされています。

そして、二〇〇一年オランダ上院は安楽死合法化法案を賛成多数（賛成四六、反対二八）で可決し、世界で初めて安楽死を完全に合法化します。その骨子は、（a）要件を満たした安楽死について医師を訴追しない（b）要件としては、患者の自由意思による要請と耐えがたい苦痛、および治療法がないことなどを設定（c）担当医師はもう一人以上の別の医師との協議が必要（d）地域評価委員会が事後報告を審査する、というものです。同様の法律がベルギーで二〇〇二年に可決されました。また二〇〇五年には、フランスで尊厳死法が可決されています。いずれにせよ、オランダが、これだけ突出している背景には、社会保障制度の充実、自立した個人という考え方およびホームドクター制がしっかり確立されていて、医師が患者の状態を熟知し、信頼関係が成り立っていることがあげられるでしょう。

（4）日本

日本でも、一九三〇年代から刑法学者のあいだで肯定論が出始めますが、具体的な問題になることなく戦後を迎え、六二年に山内事件が起きます。この事件は、脳出血の後遺症で苦しみ、医師からは余命七～一〇日と告げられていた父親から、殺してほしいと頼まれた、愛知県にすむ山内某という当時二四歳の青年が牛乳瓶に農薬を入れて飲ませたもので、彼は尊属殺人罪に問われます。名古屋高裁は、（a）不治の病で死期が近い（b）耐え難い苦痛がある（c）処置が苦痛の緩和を目的とする（d）患者の明確な意思表示がある（e）医師によってなされる（f）倫理的に妥当な方法でなされる、という六つの要件を満たせば、安楽死そのものは容認されるが、この場合、医師の手によってなされていないこと、および手段の倫理性に問題があるとし、懲役一年執行猶予三年の判決を下しました。

一九七六年に安楽死協会（すぐに日本安楽死協会に改称）が設立され、初代理事長に太田典礼氏が就任します。八三年にはさらに日本尊厳死協会に改称し、その間、安楽死法制化のためのさまざまな運動を推進します。そうこうするうち、いくつかの安楽死事件が起きます。まず九一年の東海大学安楽死事件で、これは多発性骨髄腫に苦しむ患者に医師が家族の要請で塩化カリウム液を注射して殺したもので、このとき、横浜地裁は九五年に、執行猶予つきの有罪判決を下し、それに付随して安楽死が認められる一般的な条件として、（a）患者に耐え難い肉体的苦しみがある（b）治療法がなく死期が迫っている（c）患者の苦痛を緩和する方法がない（d）患者の明確な意思表示があること、という四要件を示しました。

九六年に起きた京北《けいほく》病院（京都府北桑田郡京北町）の事件は、末期癌で意識不明の四八歳の患者に医師が独断で筋弛緩剤を注入して死に至らしめたものです。医師は殺人容疑で送検されますが、途中で証言をひるがえし、自然死であると主張したため、証拠不十分で不起訴処分に終わりました。医師の意図は別にして、これは安楽死の基本的ルールを無視した行為で、訴追されてしかるべきものだったと思います。

九八年に、川崎協同病院で、ある医師が気管支喘息で植物状態になった患者から呼吸チューブを抜き、呼吸困難になったところで筋弛緩剤を投与して死に至らしめた件で、二〇〇二年に神奈川県警によって殺人容疑で逮捕・起訴され、二〇〇五年の一審判決で、安楽死の要件をまったく満たしていないということで、懲役三年執行猶予五年の実刑が言いわたされ、現在控訴中です。

二〇〇〇～〇五年にかけて射水市民病院において、末期患者七人の呼吸器が医師によって取り外されて死に至るという事件がありました。この事件の詳細を追った中島みち『「尊厳死」に尊厳はあるか』という本を読むかぎりでは、とても尊厳死とは言えないような、生命倫理的に非常に問題のある行為で、二〇〇八年に担当した二人の医師は殺人罪で告発されました。しかし検察は最終的に、延命措置の停止であって殺人には当たらず、また家族の同意もあったということで不起訴処分にしました。

このように、現在の日本では、法律こそありませんが、判例という形で、要件を満たした安楽死は容認されています。しかし、医師の最終的な決断が密室でなされる場合が多く、先に掲げたような事件の頻出を防ぐためにも、容認される手順を法制化する必要があると思います。

6 リビング・ウイル

延命処置の拒否を生前に正式な形で表明することをリビング・ウイル（living will：生前の意思表示）といい、これを法制化したものが先に述べたカリフォルニア州の自然死法です。ＤＮＲ（do not resuscitate：蘇生を望まないという患者自身の意思表示）を含め、本人が判断力を失った場合に備えて、あらかじめ文書による意思表示をしたり、代理人に生前の意思に沿った法的な処置を行わせるよう指示したりしておくものです。リビング・ウイル運動は、自分の生命の終わりは自分で決めるという事前指示（advance directives）として全米各地に広がりつつあります。日本でも無理な延命をせずに自然な死を迎えたいという積極的な意思表示を文書で表明する人の数が増えていて、日本尊厳死協会の「尊厳死の宣言書」に署名した会員登録者は二〇一〇年三月現在で一二万を超えています。

また、九四年五月二六日に日本学術会議総会は死と医療特別委員会の報告を承認し、「患者本人の尊厳死の意思表示を条件とし回復の見込みのない患者に対する過剰な延命治療を行わない」「人工呼吸器の装着、人工透析、化学療法、輸血、静脈注射による栄養補給の中止は自然の死を迎えさせるための措置である」などの方向を打ち出しています。

リビング・ウイルは自分の意思を明確に表明しておくだけではなく、延命治療の継続か停止か、死後の臓器提供をどうするかといった困難な選択を遺族に委ねないという意味でも重要だと思います。

7　ターミナル・ケアとホスピス

安楽死ないし尊厳死は患者本人の自由意思の問題として尊重されるべきものであり、また無意味な延命も問題ですが、一方で、苦しみや絶望感のない終末期を社会が用意できれば、尊厳死を選ぶ人の数を大幅に減らすことができるはずです。終末期の患者ができるだけ快適に過ごせるようにするための治療行為がターミナル・ケア（terminal care）、すなわち終末期医療です。これは病気の治療よりもむしろ、苦痛の緩和をはかり、人生の質（クオリティ・オブ・ライフ）の向上を目指す治療で、そのための施設がホスピスです。

(1)　トータルペイン

苦痛には身体的なものと精神的なものがあります。身体的な痛みは文字どおり、病気による痛みや、日常動作にともなう苦痛を言います。精神的な苦痛にはさまざまな側面があります。英国人で近代ホスピスの創始者とみなされているシシリー・ソンダース（一九一八－二〇〇五）は、精神的苦痛を三つにわけています。

一つは心理的な苦痛で、不安、孤独感、鬱状態などです。二つ目は社会的な苦痛で、治療にかかわる経済的な問題や家庭内の問題です。三つ目は宗教的なもので、死への恐怖や、人生の意味への疑問や、罪の意識などです。ソンダースは、身体的苦痛とあわせて、これら四つの苦痛に個別に対処するのではなく、トータルペイン（全人的苦痛）として総合的に捉え、患者の人生の質を向上させることが必要だと主張しています。こうした考え方は現在、ＷＨＯ（世界保健機構）でも受け入れられ、末期癌の患者に対するトータルペインを対象とした緩和ケアが推奨されています。

身体的苦痛のみを対象として、その緩和をはかるのがペイン・クリニックです。ペイン・クリニックは激しい苦痛をともなう一般的な病気も扱いますが、末期患者の痛みにも対処できます。手段としては、神経ブロックと薬物療法（モルヒネなど）があります。とくに神経ブロックは、近年きわめて有効なものとなりつつあります。

（2）ホスピス

トータルペインという視点から痛みのコントロールをおこない、末期患者が最後の死の瞬間まで生命を燃焼し、充実した生を送れるようにするのが緩和ケアですが、それには人手と施設が必要になります。現状は、コミュニティーのボランティアや病院からの訪問看護師によって支えられた在宅ケアが中心ですが、本格的な終末期医療としては、専門施設としてのホスピスが必要です。

もともとホスピスというのは、中世ヨーロッパにおける旅人や病人の安息や看護のための、教会や修道院などによる施設を意味したもので、その語源はラテン語の hospitium（温かくもてなす）です。一二世紀フランスのオテル・デュオ（神の宿）が源流とされています。近代医学の展開につれてそうした施設は病院に統合されていきます。近代ホスピスの祖としては、一八七九年にアイルランドのダブリンに世界最初のホスピスであるセント・ヴィンセント病院を設立したメアリー・エイケンヘッドがあげられます。その影響を受けたシシリー・ソンダースが一九六七年にロンドンに設立したセント・クリストファーズ・ホスピスは、末期患者のケアのための施設として世界最初のものとされ、その後のホスピスの方向性を定めます。マザー・テレサがインドのコルカタにつくった「死を待つ人の家」もホスピスの一つの方向です。アメリカ最初のホスピスは一九七五年にコネチカット州に設立されたものとされますが、ほとんどはコミュニティー内での在宅ケアが中心です。

日本でも、浜松市にある独立ホスピス型の社会福祉法人聖隷《せいれい》三《み》方原《かたはら》病院、院内病棟型の大阪・淀川キリスト教病院などで八〇年代からホスピス・ケアが始まっていますが、九〇年四月から、末期がんの症状緩和ケア（palliative care）をおこなっている病棟で、専任の医師の存在など施設基準の条件を満たした厚生労働省認定の医療施設について、医療保険が適用されるようになり（二〇〇九年現在で一九九施設）、各地でホスピス・ケアが実施されるようになってきました。九四年四月から末期がん患者を対象とした在宅末期医療総合診療科が新しく設けられるなど、在宅医療関連の診療報酬改正もおこなわれています。

日本の終末期医療は全体としてまだまだ未熟で、とりわけシステム全体を統括する体制がないことが大きな問題と言えるでしょう。

13章

環境倫理と動物の権利

これまで生命倫理で扱ってきたのは、主として人間の生命です。人間の生や死をどう見るか、人間の命を脅かす危険のある行為や事物に対してどう対処するべきなのかという問題を扱ってきたわけです。その考え方の基本には、人間の生命の尊重があります。しかし、より広い視野で生命を考えるとき、人間だけが特別な存在なのかという疑問がでてきます。人間は自然の一部でしかなく、自然には人間以外にも多数の生命が存在し、それらについても、人間の生命倫理と同じような原則が適用されるべきではないかという考え方です。自然に対する配慮の欠如が、環境破壊を通じて、いまや人間にしっぺ返しをしているのであり、今こそ自然をも包含した倫理的体系が必要ではないかという発想、それが環境倫理という概念の誕生を生みます。

1章で述べましたが、生命倫理という言葉をつくったレンセラ・ポッターがこの概念を提唱したのは、まさに地球環境の悪化に対する危機感ゆえだったのです。以下に環境倫理を考察するにあたってまず、自然という概念について考えてみましょう。

1　自然という概念

「自然」という言葉はもともと日本語にあったものですが、現在使われているような意味での使われ方ではありませんでした。「自然」は、幕末から明治にかけて外国語が導入されたときに nature の翻訳語として当てはめられたもので、日常においては、ほとんどこの翻訳語としての意味で使われています。

日本にもともとあった「自然」は中国由来のもので、『老子道徳教』に出てくるのが最初と言われています。これは「無為自然」という使われ方があるように、ものごとのあるがままの状態という意味で、人為、人工の反対概念です。現在でも「自然体」といった表現にはこういう考え方が表れています。

一方、英語のネイチャーというのはもっと幅広い意味を持っています。『存在の大いなる連鎖』という有名な本の著者で、アメリカの思想史の確立者と言われているアーサー・ラヴジョイ（一八七三―一九六二）という人がいるのですが、この人によれば、六六もの意味があるそうです。ふつうの英和辞典に載っているものだけでも、自然、万有、自然界、自然力、自然の理法、造化、造物主、未開の状態、本来の姿、本性、本質、天性、性質、気性、種類、体力、活力、衝動、肉体的・生理的要求などがあります。先年『マザー・ネイチャー』という本が出ましたが、この表題の意味は、母なる自然という意味と、母親の本性という二つの意味がかかっています。

英語のネイチャーはラテン語のナトゥラに由来するのですが、さらにさかのぼれば、ギリシア語のフュシス physis（おのずと生じたもの）の翻訳です。physis は、nomos（人工の規則）や norm（慣習、道徳）の反対語で、自然に生じるあらゆる事象をひっくるめた言葉です。もちろん物理学 physics（古くは自然学と呼ばれた）はこれから生まれたのです。また医療 physic や医師 physician も同じ語源で、ギリシア時代の医者ヒポクラテスは人間の体には physis 、すなわち健康になろうとする〈自然の力〉があり、医師の務めは、それを助けることだと考えていたことによっています）。そう考えれば、上述のような多様な意味がでてくるのも納得がいきます。事物の本来もっている性質がネイチャーであるというわけです。

2 自然観の変遷

東洋における自然は、前述したように、近代的な翻訳概念としての「自然」が入ってくるまでは、あるがままの状態という意味合いの強いものであり、人間にもその他の自然物にも適用される概念でした。西洋においても、古代ギリシアでは、人間や神さえをも含めた生成変化する宇宙の全体を自然とみなしていました。しかし、ギリシアの代表的な哲学者であるアリストテレスの自然観には、人間中心主義的な色彩が強く見られ、そのことは、自然から人間、神に至る階層秩序を意味する「自然の階梯」という概念に現れています。

(1) 西洋的自然観

中世キリスト教世界では、この「自然の階梯」がさらに精緻なものに細分され、自然は人間や神から切り離されて、神、人間（職業によってランクづけられ、その後の身分差別の根拠とされます）、自然（動物、植物、鉱物という序列）という階層序列の底辺に置かれることになります。そして、この基本的な枠組みの上に近代的な自然概念が成立していきます。つまり、人間は自然より優越したものであり、自然は人間に役に立つために存在するのであり、分析し、計測し、征服し、収奪する対象とみなされます。これは自然とともに生きることを目指した東洋的世界観と非常に異なる自然観で、これが今日における環境問題における思想的な背景となっているのです。これは風土論的な立場から、農耕民の自然観と、自然を征服しなければ生きていけない牧畜民の自然観のちがいとみなすこともできます。

動物愛護や動物の権利を声高に叫ぶ現在のイギリス人から想像もつかないことですが、近世初頭の英国では、魂をもたない動物（動物は死んでも天国に行けない）に配慮するのは無用のことで、アナグマ攻めや、ウシ攻め、闘鶏、キツネ狩りなど、ありとあらゆる形の動物虐待が公然とおこなわれていました。

このような自然観は、進化論と結びつくことによって広い意味の進歩史観を生みだします。階梯の下段から上段に向かって昇っていくのが進化で、人間社会は未開から文明へと発展していくものであり、自然や動物、そして未開人は下等なものの象徴とみなされたのです（これは社会進化論という考え方で、生物学的な進化論からすれば正しいものではありません）。したがってこういう自然観から、環境の破壊や汚染が生じるのはほとんど必然といっていいわけです。

（2）ロマン主義的な自然観

しかし、西洋とてもこのような自然観一色に塗りつぶされていたわけではありません。破壊される自然への感覚的な危機感を抱き、自然の生態学的な秩序を認識し、自然と人間の共生を願うような考え方は、一八世紀ごろからナチュラリストの伝統のなかにふつふつと現れはじめていました。

『セルボーンの博物誌』（一七八九年刊行）で知られるギルバート・ホワイト（一七二〇－一七九三）は、田園の豊かな自然を描いて、産業革命に疲れた人々に大きな癒しを与えました。ファーブル（一八二三－一九一五）の『昆虫記』（一八七九～一九〇七年刊行）も広く読まれました。一九世紀アメリカでは、偉大なナチュラリストで作家のヘンリー・デイヴィッド・ソロー（一八一七－一八六二）にはじまり、一連の動物文学で知られるアーネスト・トンプソン・シートン（一八六〇－一九四六）、ジャック・ロンドン（一八七六－一九一六）やジョン・バローズ、ジョン・ミューアに受け継がれ、現代のレイチェル・カーソンに至るロマン主義的な自然賛美の伝統がつづき、これが米国におけるエコロジー思想の源流となっています。

(3) 生態学的な自然観の発展

チャールズ・ダーウィンの進化論は、生物を科学の対象とする方法を打ちだしたという点で画期的なもので、近代生物学のあらゆる分野はダーウィンを始祖としていると言ってもいいでしょう。生態学に関しても、最後の著作となった『ミミズと土』において、基本的な研究の指針を示しています。あらゆる生物が環境やほかの生物と密接な相互関係をもって変化していくという認識であり、それが生態学の誕生をもたらしました。ここで、自然のあり方を考えるうえで重要な概念のいくつかを紹介しておきましょう。

まず、生物の集団をまとまりとしてとらえるのに、生物群集および生態系というくくり方があります。生物群集というのは、多様な生物の相互関係を包括的にとらえる概念で、食物連鎖を形成している「食う＝食われる」の関係、その結果として生じる生物濃縮や個体数の生態学的ピラミッド、共生や寄生、食物・水・空間・太陽をめぐる種間の競合、個々の種が群集のなかで果たしている役割としての生態的地位（ニッチ）といった重要な視点を生みだしています。生態系のほうは、生物群集を、無機環境も含めて物理化学的なシステムとして捉える考え方で、主としてエネルギーと物質の流れに関心をおくものです。この場合は、生物の社会を生産者、消費者、分解者といった経済学的な用語を用いて分析することになります。

生物群集の動的な変化を扱う遷移（サクセッション）という概念も重要です。これは、人間がまったく干渉しなくとも、生物が相互作用しながら環境を変えることによって、生物群集が全体として変化していく現象を示すものです。主要なものとして乾性遷移と湿性遷移が知られています。乾性遷移は溶岩や新しくできた島などの裸の陸地にまず草が生え、しだいに丈の高い草、低木、そして陽樹高木、最後に陰樹高木といった過程をたどって、最後に比較的安定な極相林になる変化系列です。極相林はその土地の環境によって決まりますが、日本では、東北ではブナ林、西南日本ではシイ・アラカシ林がこれにあたります。湿性遷移は、湖沼などから始まるもので、水中に水草が繁茂するようになり、やがてしだいに湿地となり、最後には陸地となって、そのあとは乾性遷移とほぼ同じような経過をたどって極相林になります。

この現象が示しているのは、生物群集がフィードバック的な自己制御システムであり、もし人手が入らなければ、自分たちだけで安定な状態を保てるということです。しかし、逆にシステムに無理な人為的圧力をかけた場合には、悪循環に陥り、破滅的な暴走をする可能性をはらんでもいるということです。

（4）自然をめぐる幻想

現代人の多くは文明と自然が分離したものであり、都会とは別のところに自然が存在するという幻想をもっているようです。しかしこれは誤った考え方で、人間が自然の一部である以上、人間は自然のなかにいるのです。あるのは都会的な自然と田園的な自然のちがいでしかないのです。

私たちは里山や一面にひろがる田畑を眺めるとき、何かしら安らぎをおぼえ、ああ自然はいいなという感想をもちます。しかし、この日本の田舎の風景こそはまさに長い間、人間が自然に働きかけてつくりあげたものであり、純粋な自然などではまったくありません。人手の入らない森や田畑はすぐに荒れ果てます。ヨーロッパやイギリスの田園風景にしても同じことです。まったく人手の入っていないという意味で、純粋な自然の風景は極地や高地あるいは砂漠の不毛の景観を別にすれば、原生林や大草原くらいしかありません。こうした景観にしても、年月とともに変化していきます。先ほど紹介した遷移の理論によれば、草原は掘っ放っておけばやがて森林になる運命にあり、原生林といえども自然火災によって焼き尽くされて、もとの草原に戻ってしまうことがありうるのです。

さらに、人間の手は入っていないとはいえ、そこにはさまざまな動植物の相互作用が働いています。アフリカの大草原は、多種多様な草食動物が食べることによって維持され、森林もそれを構成するさまざまな植物と、そこにすむさまざまな動物の共生的関係によって維持されているのです。そういう意味で、自然はつねに動的な均衡によって支えられているのであり、けっして美しいだけのものではありません。見かけの穏やかさの背後に過酷な生物の生存競争が潜んでいるのです。

問題は、生物間の相互作用に人間がどのように関与するかです。日本の伝統的な田園風景は、人間が節度をもって自然に介入することによって維持されてきた一つの人工的な自然です。しかし、介入が度を超すと、たとえばアマゾンの原生林を大規模に伐採すれば、森は回復不能なダメージを受け、ひいては地球生態系全体にすら大きな影響を及ぼしてしまいます。要求されるのは節度なのです。

こうした視点からすれば、田舎にだけ自然を求める必要はないのです。都会のなかにも自然はいくらでも残っています。それは何も雑木林や田畑だけにかぎらず、小さな庭やちょっとした空き地には必ず植物や昆虫がいるはずです。たとえ、雑草や害虫という名で呼ばれていようとも自然であることに変わりはありません。もし、小さな空き地を何十年間まったく人手をかけずにおけば、そこから、りっぱな自然が再生してくるはずです。

しかし、そのためには虫も多少の悪臭も、枯れ葉も厭わない態度が必要です。身の回りがいつも消毒されたように清潔でなければ我慢できない人に、自然保護を叫ぶ資格はないのです。

3 自然保護の倫理的基盤

自然は人間が利用できる資源であり、収奪の対象であるという側面をもっていますが、一方で、生物としての人間を生んだのも自然であり、人間にとって自然は生きるためになくてはならないものであるだけでなく、自然の暮らしのなかに癒しや喜びを得るという側面もあります。このように、自然と人間のかかわりは多面的ですから、自然保護や環境保護というときに、どういう自然、どういう環境を保全しようとするのかが問われることになります。

(1) 資源としての自然

再生可能な動植物は適切な限度内であれば、持続的な利用が可能ですが、人類は多くの動植物を乱獲や乱伐によって消滅させてきました。たとえば魚類資源のように、人間にとって有用な生物の乱獲を自然保護の名目によって抑制することは実用的な価値があります。また、宮城県気仙沼の漁業組合をはじめとして全国二〇〇近い漁協が上流の森林を育てるという運動をしていますが、これも、河口域の環境の改善を通じて、漁獲量を拡大するという実用的な利益と結びつくことになります。

さらに、遺伝子資源の喪失と見る産業的な立場があります。世界の熱帯地域の生物相はまだまだ研究されておらず、まだ発見されてさえいない種が膨大にあると考えられます。そのなかには、抗癌剤をはじめ貴重な薬物として商品化される可能性をもつ動植物があるかもしれません。また、将来、農作物や家畜として栽培・飼育すれば、人類の新たな食糧供給源となる可能性をもった動植物がいるかもしれません。さらに言えば、現在の品種に組み込めば飛躍的に生産性を高めるような遺伝子情報をもっている生物がいるかもしれないのです。こういった潜在的な生物（遺伝子）資源を調べもしないうちに消失させてしまうのは、企業・国家ひいては人類にとっての損失と言えるでしょう。したがって、アマゾンなどの未開の自然を保護することにも潜在的な経済的利益があることになります。

(2) 住む環境としての自然

私たちは広い意味の自然のなかに住んでいるのですから、自然環境の悪化は生活環境の悪化を意味します。「環境汚染」と「地球温暖化」についてはあとで別に述べますが、そうした環境の悪化は、気候、食べ物、有害物質による健康被害などをもたらします。また、直接的な環境破壊ではなくとも、森林の乱伐や特定の生物種の乱獲が、生物群集のシステム全体を撹乱し、環境を悪化させることもあります。たとえば、森林の伐採は降雨の際の保水力を弱めるために、洪水や土砂崩れを起こしやすくします。また棲み場所をなくした野生動物が住宅地周辺の農地に食害を与えることや、カラスやハトが住宅街で引きおこす糞害などもその例です。そうした事態を避けるための自然保護には、やはり倫理的名分があることになります。

(3) 癒しや喜びの対象としての自然

多くの人が自然保護や環境保護に共感する最大の理由は、自然から癒しや喜びを得たいという願望です。都会人の多くがペットを飼い、園芸植物を栽培するのは、生の自然に触れることの代償行為とみなすことができます。しかし自分は都会で便利な生活を楽しみながら、癒しの場として手つかずの自然を田舎に残しておいてほしいというのは、身勝手と言えるものでしょう。田舎に住む人にも便利で快適な生活を求める権利があり、もし都会人が田舎に自然を残したいのであれば、何らかの補償システムを考えるべきです。たとえば、景観保護のために税金を使うとか、観光税をとるとかいったやり方です。実際にアフリカの国立公園はそうした精神で運営されているところがいくつかあります。

私たちが生物から得る喜びの源泉は、生物がもつ多様性です。それは単に種類が多いというだけでなく、多彩な姿形と、驚くべき生態をもつ種がつぎからつぎへと現れてくることも含まれます。したがって、自然をより楽しむためには、多様性を維持した自然が保護される必要があるのです。

4 環境汚染と保全生態学

(1)『沈黙の春』の衝撃

工業化された農業が、大量の肥料・水・農薬を必要とすることはすでに何度か述べました。一九五〇年代の終わりころから、農薬の影響がさまざまな形で自然に影響を及ぼしはじめます。農薬は食物連鎖を通じて、陸空海のあらゆるところにその魔の手を伸ばします。数多くの生物を激減させ、あるいは奇形を引きおこしたのです。この環境汚染の事実を科学的な立場から明らかにし、将来への危惧を科学者としてはじめて指摘したのが、レイチェル・カーソンの『沈黙の春』(一九六二年出版)でした。このタイトル silent spring の意味するところは、春になっても草が萌えず、鳥もさえずらないという荒涼たる風景を表したものです。『沈黙の春』は発売されるとただちにベストセラーとなり、当時のケネディ大統領の環境政策に大きな影響を与えただけでなく、現在にいたるまでの環境保護運動のバイブル的な地位を占めるにいたりました。

カーソンがとりあげた農薬はＤＤＴ(ジクロロジフェニルトリクロロエタン)、ＤＤＤ(ジクロロジフェニルジクロロエタン)、BHC(ベンゼンヘキサクロライド)などですが、とくにDDTに多くのページを費やし、そのおそるべき影響を記述しています。DDTは一九三九年にその強力な殺虫効果が証明され、第二次世界大戦後に米国の化学薬品産業が大量生産にかかり、世界的に使用されたものです。名前の一部にクロロがあるように、これらは有機塩素系の殺虫剤です。日本では、一九七三に農林省令でこの類の殺虫剤は販売が禁止され、八一年にDDTは「第一種特定化学物質」に指定され、製造・輸入が禁止され、二〇〇一年には、ストックホルム条約により、残留性有機汚染物質に制定されました。しかしその後、マラリア多発地帯ではカの駆除におけるDDTの有効性が再評価され、WHOは二〇〇六年にマラリア対策としてDDTの室内噴霧を推奨することになりました。DDTの粉末は皮膚からは吸収されないので、戦後日本人はシラミ駆除のためにアメリカ進駐軍によって頭からこの粉末をふりかけられたものです。

こうした農薬の害は大きく言って二つあります。一つは、害虫を殺すことによって、微妙な生物相互の関係が崩れてしまうことです。一般にこうした農薬は標的となる害虫だけでなく、その天敵をも殺してしまいます。そのためにかえって減らそうとした害虫が増えてしまうことがあります。カーソンは、ブユを減らそうとして殺虫剤をまいたら、逆に一七倍も増えたカナダの例や、英国で有機燐酸系の薬品をまいたらダイコンアブラムシが大発生した例、あるいはDDT散布後にハダニが大発生した米国の例などをあげています。こうした例は世界的に膨大な数の昆虫について報告されています。そのうえ薬剤抵抗性をもつ変異型の発生という問題もあります。不妊化雌を用いた生態学的な方法は無害で効果的ですが、特定の種を絶滅させることの生態学的影響という問題はやはり残ります。

二つ目は、DDTは昆虫の体内に入ると脂肪組織に蓄積されるのですが、その昆虫を食べた動物にも、その動物を食べた動物にも蓄積され、しかも食物連鎖の上位にいる動物ほど濃縮された毒物を摂取することになります（これを生物濃縮と呼びます）。そのため、猛禽類、食肉類、肉食魚がとくに被害を受け、そしてそれらを食べる人間も影響を受けることになりました。ただし、カーソンが予見し、のちにシーア・コルホーンらの『奪われし未来』やデボラ・キャドヴァリーの『メス化する自然』で一躍有名になったように、こうした有機塩素系（および燐酸系）の農薬がホルモンに類似の働きをし、動物の性の決定をかく乱し、乳癌などを引き起こす内分泌撹乱物質、いわゆる環境ホルモンになるという説には、強い疑問が寄せられています。

環境破壊の恐ろしさは、単一の農薬の影響というのにとどまらず、環境の単純化や人工化にともなって複合的な影響をおよぼすことで、その一例を、近頃話題になっているミツバチの大量死騒ぎに見ることができます。ローワン・ジェイコブセンの『ハチはなぜ大量死したのか』という本は原題が fruitless fall、つまり実りのない秋という意味で、明らかにカーソンの『沈黙の春』を意識したものです。この本は大量死の原因を推理小説のように追究していく非常にすぐれたノンフィクションですが、結論を言えば、環境の複合的な汚染によって、ハチの抵抗力が低下していることが絶滅の原因だということになっています。

(2) 地球サミット

カーソンが警鐘を鳴らしてから三〇年目の一九九二年に、ブラジルのリオデジャネイロで地球サミット（環境と開発に関する国連会議）が開催されました。約一八〇か国の地域・政府代表と約八〇〇〇のNGO（非政府組織）、計四万人を超える参加者が集ったことは、環境問題に対する世界的な危機感の強さを示していました。

この会議を通じて環境問題が南北問題でもあることが浮き彫りになります。先進諸国が環境の破壊や汚染に危機感を抱くのに対して、残された自然環境の保護を求められる開発途上国にしてみれば、彼らの唯一の資源の利用に足枷をかけられるのは迷惑な話ということになります。そもそも環境を破壊した元凶は先進諸国の見境ない経済活動ではなかったのかという言い分も根拠がないわけではありません。

しかし幸いにして、危機感の大きさが双方の妥協をもたらし、いくつかの重要な条約や決議が批准されました。そのひとつが生物多様性条約です。この条約の成立を支えたのは多くの生態系や生物種が絶滅し、あるいは絶滅の危機に瀕しているという認識でしたが、それをどう見るかの立場は単一ではありません。第一に、これを生物の遺伝子資源の喪失とみる産業的な立場、第二に、種の多様性の現象は生態系の単純化をもたらし、熱帯雨林の消滅といった地球環境の危機を招くとみるエコロジー的な立場、第三に、生態系における複雑な相互関係の実体とその成立の過程を明らかにすることが、生物進化を考えるうえでも地球環境の研究においても不可欠であるという純粋に生物学的な立場があります。いずれの立場に立つにせよ、生物の多様性を維持することが当面の目標になります。その問題を扱うのが保全生物学と呼ばれるものです。

（3）保全生物学

生物多様性というとき、最初に種数の多さが思い浮かびます。同じ木がどこまでもつづく亜寒帯の針葉樹林には、棲む動物の種類も少ない。これに対して熱帯雨林では同じ木が並んでいることはほとんどなく、多種多様な植物が生い茂り、何種いるかさえわからないほどの昆虫をはじめとしてさまざまな動物が棲んでいます。こういうとき、熱帯雨林の方が種の多様性は大きいというのがもっとも普通の使い方です。しかしもう少し広い眼でながめてみたとき、ある地域が、たとえば森だけから成っているより、山あり、谷あり、草原から砂漠まで異なった生態系を含んでいる方が、地域全体から見れば種数は多くなるはずです。したがって、生態系の多様性もまた重要な生物多様性の一つなのです。

こういった多様性が長い進化の産物であることは言うまでもありません。共生や寄生、利害を同じくするものどうしの競争、食うものと食われるもの、といった複雑な相互関係のなかで、それぞれの地域の条件に見合った生態系、生物群集が形成されて、場合によっては、環境そのものを改変してきたのです。この相互作用の実態、あるいは共進化の過程を明らかにするのは生態学の役割と言えます。

純粋に生物学的な観点からの生物多様性研究は、一九八〇年代の末から生態学の主流的な研究分野となっています。九二年の地球サミットの成果を受けて、国際生物科学連合やユネスコなどが中心になり、生物多様性についての国際的な基礎研究が推進され、日本でも文部科学省の地球共生系や生物多様性に関する重点領域研究やプロジェクトに多くの生態学者が参加して、生物多様性の維持機構の研究がおこなわれています。

そうした機構を解明するためには、個々の種が他の種に与える影響を総合的に分析することが必要です。これまでの生態学では、同じような餌を食べる動物間の食いわけや棲みわけ、捕食者（天敵）と餌動物の相互関係、草食獣が植物に与える影響といった、二者間の関係を主として研究してきました。しかし、本当に豊かな多様性をもつ生態系では、一つの種が多数の種とかかわりをもつだけでなく、すべての種が相互に複雑な関係の網の目をつくりあげています。複数の種のあいだの関係は二者間の関係に比べて、調査に膨大な時間と費用を要するだけでなく、数学的な取り扱いも格段にむずかしくなります。現在、そうした方向に向けての努力が始まったばかりで、本当の意味で、生物多様性の維持機構が解明されるのははるか先のことになるでしょう。そうしたなかで、生態学者たちがもっとも心配しているのは、研究対象としての豊かな多様性をもつ自然が消滅してしまうことです。そこで、多くの生態学者たちが純粋な学問研究から現実の世界へ踏み出し、生物多様性保護のための実践的な活動にもかかわりはじめています。それが、近年話題になっている保全生物学です。

保全生物学は生態学、遺伝学、生物地理学などの純粋科学だけでなく、獣医学や園芸学、経済学や工学などの諸分野の知識を総動員して、どのようにすれば種や生態系の多様性を維持できるか、その理論と実践の方法を問う学際的な研究分野です。いずれにせよ、人間の経済活動と折り合いをつけながら生物の多様性を保全する方策を緊急に確立することは、地球全体から個人まで、あらゆるレベルの有機体の心身の健康を救うためのもっとも妥当な処方箋と言えるでしょう。

5　地球温暖化

広い意味の生命倫理の課題のなかで、もっとも規模と影響力が大きいのが地球温暖化です。知ってのとおり、地球の大気温度は地質学的に大きな周期で変動しており、北極にも南極にも氷がなくなるような温暖期と、熱帯を除く地球全体が氷で覆われてしまうような寒冷期（スノーボールアース）のあいだを揺れ動いてきました。したがって、現在の温暖化の原因が本当に人為的なものであるかどうかについて、すべての科学者の意見が一致しているわけではありません（判断のための基本的なデータが不足しているので）。

地球の温度は、おおまかに言えば、入ってくる太陽エネルギーと地球から宇宙空間に放射されるエネルギーの収支によって決まります。太陽エネルギーそのものは、黒点活動の周期的な変動にしたがって増減します。これと、地球のミランコビッチ周期（自転軸の傾きの変動、歳差運動、および公転周期の離心率の周期的変化によって生じる）と呼ばれる日射量の変動が組み合わされることによって、何万年、何十万年単位の気候変動がもたらされると考えられています。この側面を重視する人々は、現在の地球の温暖化もその一局面にすぎないと主張しています。このほか小惑星の衝突や火山噴火で厚い塵の雲ができることによって日射量が減れば、地球の寒冷化が起こることが歴史学的にも明らかにされています。

一方、宇宙空間へのエネルギーの放射が、温室効果ガスと呼ばれる二酸化炭素、メタン（ウシのゲップから大量に放出される）、亜酸化チッソ、フロン（クロロフルオロカーボン類）などによって抑えられることも事実で、地質学的にも二酸化炭素量が増大した時期に温度が上昇したことは裏づけられています。とくに、一九九〇年代以降、主として人間の産業活動によって、温室効果ガスが増大し、それが温暖化の少なくとも原因の一部であることはまちがいありません。

温暖化の原因をめぐって諸説があるなかで、現在のところ多数によって支持されているのは、ＩＰＣＣ（気候変動に関する政府間パネル）の報告で、このパネルには、世界一一〇か国の六〇〇人以上の科学者および政府代表が参加しており、現在では二〇〇七年の四月に出た第四次報告書が最新のものです。第一次（一九九〇年）、第二次（一九九五年）、第三次（二〇〇一年）および第四次という形で、しだいに補正が加えられていて、精度が高まっています。この功績によってＩＰＣＣは、ゴア前米国副大統領とともに、二〇〇七年度ノーベル平和賞を受賞しました。

報告書のオリジナル（http：//www.ipcc.ch/）および気象庁による日本語要約（http：//www.data.kishou.go.jp/climate/cpdinfo/ipcc/ar4/index.html）はウェブサイトで読むことができます。そこでの結論は、一七五〇年以来の人間活動による温室効果ガスの増加が地球温暖化をもたらした可能性はきわめて高い（九〇パーセントの確率で）というものです。また二〇〇七年五月には第三作業部会からの報告書が出て、具体的な対策の可能性が論じられています。

報告書は、近年二酸化炭素濃度が急増し、ここ五〇年の温暖化は過去一〇〇年間に倍増しており、このまま放置すれば二一世紀末には温度が二・四～六・四℃上昇する（規制すれば、一・一～二・九℃）とし、その結果、サハラ砂漠以南の地域では二〇二〇年までに二億五〇〇〇万人が水不足に苦しめられ、ヒマラヤ山麓域では、大量の雪解け水のために洪水が発生し、南ヨーロッパには熱波が襲来し、山火事が増える可能性があると警告しています。海面は今世紀中に二六～五九センチメートル（規制すれば一八～三八センチメートル）上昇すると予測されています。北極の氷が溶けると海面が上昇するというのは科学的には誤りですが、グリーンランドや南極大陸の氷、および高山の氷河が溶ければ海面は上昇します。しかし、海面上昇の最大の原因は、温度の上昇にともなう容積の膨張です。

ただし、気象は複雑な現象なので、この予測どおりにならない可能性もあります。現時点で二酸化炭素の排出量の抑制を政治的にキャンペーンすることに対する批判はありますが、かなり高い確率で温暖化が予想されていることを考えると、予防原則から、早めに対応することは妥当性があると考えられます。万が一温暖化が進んで北極圏の氷や雪が溶け始めると、それまで白い雪で反射されていた太陽エネルギーが、黒い土や青い海で吸収される効率が飛躍的に高まり、一気に温暖化を加速させてしまう危険性があるからです。さらに、単に温暖化の抑制という点だけでなく、化石燃料資源の有限性という点でも、省エネ政策は未来に対する人類の倫理的な責務にかなうものと考えられます。

6　動物の権利

動物の権利（アニマル・ライツ）運動というのは、動物にも人間と同じ権利を認めるべきだという考え方です。言い換えると、これまで人間だけに認められていた権利を、動物にも拡大せよというものです。この背景にあるのは、人類文明の発展を権利の拡大の歴史と見る見方です。すべての人間に平等の権利が認められるのは当然のことと考えている人がいるかもしれませんが、歴史的には非常に新しいことです。アメリカを例に取れば、一七七六年の独立宣言によって入植者の権利が認められて以来、一八六三年の奴隷解放、一八八九年にはじめてワイオミング州で婦人参政権が認められ（全米で認められるのは一九二〇年の憲法修正第一九条によって）、一九二四年にはアメリカ先住民の市民権法ができ、三八年に厚生労働基準法によって労働者の権利が認められ、五七年の公民権法によって参政権を含めて黒人の平等な権利が認められるという形で、相対的な社会的弱者に権利の輪がしだいに拡大されてきて、七三年には「絶滅危険種保護法」が成立し、法による権利保護の対象がついに自然にまで拡大されることになります。

この流れのなかから、「自然の権利」ことに「動物の権利」という運動が生まれてきました。自然や動物に権利を認めるというのは奇異な感じがしますし、どこまで認めるかという点で大きな疑問もあります。しかし、こういう基準は社会の発展とともに変わるもので、たとえば、平等な権利さえ認められていなかった江戸時代に、婦人の参政権などを要求すれば、きっと頭がオカシイと言われたことでしょう。遠い将来には、動物の権利が当たり前の権利として認められるようになるかもしれません。

植物にまで権利を認め、人間が代理人となって訴訟をおこすというような極端な自然の権利思想は別にして、動物の権利を認める運動は、かなり広汎な支持を得はじめています。動物の権利運動の中心的人物は、『動物の解放』や『動物の権利』（編著）などの著作で知られるピーター・シンガーです。こうした運動の根底にあるのは、動物もまた痛みを感じ、人間と同じように苦しみを感じるのだから、彼らはそれを避ける権利があり、人間には彼らを守る義務があるとするものです。

ここでは、詳細に立ち入ることはしませんが、現在動物の権利運動がかかわっている運動としては、次のようなものがあります。

（1）動物実験の廃止（2）毛皮利用の禁止（3）捕鯨禁止（4）大型類人猿の虐待禁止（5）劣悪な条件下でのニワトリなどの飼育禁止（6）動物臓器の利用禁止などです。どの一つをとっても、さまざまに意見が分かれる複雑な問題で、すべての人の意見が一致することはありえないでしょう。なんといっても、人類の歴史は、動物を食物、労働力、毛皮その他として利用することによって成り立ってきたのですから、簡単に止めるわけにはいきませんし、倫理的な根拠も、植物は食べてもいいが動物はなぜだめなのかをつきつめていけば、確かなものとは言えなくなってしまいます。しかし、できるかぎりの範囲で、動物の苦しみを軽減するということでは、合意に達することができると思います。

たとえば動物実験について、英国科学振興協会は一九九〇年に「医学研究における動物に関する宣言」（三二人のノーベル賞受賞者を含む一〇〇〇人の著名な医者および科学者が署名しました）を発表しましたが、そこには次のように述べられています。

「動物実験を続けることは、癌、エイズ、他の感染症、および遺伝学的、発生学的、神経学的および精神医学的病態などの多くの未解決の医学的問題を解決するために必須である。……科学研究に動物を使用することに適用される包括的な法律は厳密に遵守されなければならない。関係者は動物の命を尊重し（苦痛の軽減）、動物はどうしても必要なときに（使用数の削減）、できるだけ人道的に使用しなければならない。そして、代替法が信頼できることがわかったら即座に採用すべきである（代替法の開発）」

現在のところでは、これは妥当な倫理的見解ではないかと思います。

14章

生命倫理の規範

本章では生命倫理学の理論的側面について述べます。これまで、現代の生命倫理がつきつけるさまざまな問題について見てきました。本書のなかで簡単な答えはないということを繰り返し述べてきましたが、それは答えが出せないという意味ではありません。倫理は科学ではなく実践的な知恵ですから、客観的に正否を判断するような手段はありませんが、最終的には法律ないしはそれに準じる形で、人々の多数意見によって答えを決定することはできます。

1　倫理の根拠

(1)　生物学的な根拠

倫理というのは、わかりやすく言えば、人が社会的に生きていくために、してもいいことと、してはいけないことを決めているルールです。動物にも、一見したところ倫理的ないし道徳的な行動が見られます。むやみに他の個体を攻撃したり殺したりはしないとか、親が子供の命を守るとか、群れのために命を捨てるとかいった、いわゆる利他行動です。しかし、これらは人間の場合のように意識されたものではありません。遺伝的に決定された本能的な性質のもので、本来の意味の道徳や倫理は人間に固有のものです。ただし、そうした生まれながらに決定された道徳性というのは、人間にもあります。母親が自分の命を危険にさらしても守ろうとするというのは、そうした例です。コンラート・ローレンツという動物学者は、あらゆる動物の子供が丸々としているのは、それが友好的な信号の役目を果たしていて、攻撃的な行動を抑止するからだといっています。動物の子供を見ると、可愛いと思って、撫でたり、抱きしめたりしたくなるのは、そのためだと考えられています。しかし、これは遺伝的・生得的なものですから、解離性障害のように精神に異常をきたした人ではうまく機能せず、動物虐待というような症状として現れることがあります。それだけでなく、後で見るように、人間の善悪の判断に狩猟採集民時代の心性の名残がかかわっているらしいという証拠がいくつかあります。

(2) 社会的な根拠

倫理の根拠になるのは、人々のもつ世界観・道徳観です。古典的な世界では、ふつう共同体や家庭の教育を通じて、成長の過程で道徳が教え込まれます。多くの場合、ここに宗教的な価値観が入ってきます。食事のときにお祈りをするか、「いただきます」と言うかは、それぞれの文化や宗教によって教え込まれるのです。子供は悪いことをしたときに叱られることによって、あるいは仲間はずれにされることによって、道徳を身につけていくのです。したがって、こうした道徳は民族や社会によって、それぞれ異なります。狩猟民族にとって動物を殺すことは正しいことですが、農耕民族にとって無用な殺生を避けるのが正しい振る舞いということになり、現代社会ではペットの虐待は道徳的に厳しく批判されます。また、ふだんは禁止されているのに、戦争においては殺人や窃盗が積極的に推奨される場合もあります。伝統的な社会では、道徳は個人の責任で守るべきものであり、反道徳的な行為は村八分や追放あるいはリンチといった形で社会的に規制されます。しかし社会の発展にともなって、それではまにあわなくなり、法律によって反道徳的な行為を禁じ、法権力によって規制する必要がでてきます。

私たち現代人は二重の仕組みによって、反道徳的な行動を抑止されています。一つは、成長過程で身につけた道徳観で、もう一つは法律による罰です。前者は俗にいう良心のことで、かならずしも論理的な一貫性があるわけではありませんが、ある種の行為は、神様から罰せられる、共同体あるいは友だちから白い目で見られるという精神的な脅威が心理的な抑制になる場合です。後者は、反道徳的行為をすると、逮捕され、監獄に入れられ、罰金を取られ、死刑になるという抑止力です。現代社会では、イスラム世界や米国のような宗教的原理主義者が多い国をのぞけば、人々の宗教的信仰心は薄れ、また個人がばらばらに生きる都市社会においては、共同体の心理的規制もほとんど崩壊してしまっています。法律にさえ触れなければなにをしてもいい、あるいはみんなもしているから私もしていいはずだと考えるような風潮は、心理的規制と法的規制の力関係の変化を表しています。

2　何が倫理の基準なのか

1章でも述べたように、生命倫理が扱うのは基本的に前例のない問題ばかりです。伝統的な道徳と法律にあてはまらないような新しい状況のなかで、私たちは何を基準にして、正しい、正しくないを判断すればいいのでしょう。いかなる法律をつくればいいのでしょうか。そのうえ、世界はグローバル化し、民族や文化の壁を越えた倫理も必要とされています。そのためには、一貫した論理をもつ基準が必要です。私たちが何を規準にして善悪を判断すべきかを扱う学問は規範倫理学（normative ethics）と呼ばれます。現代の規範倫理学の考え方は、利己主義や利他主義というものもありますが、主流をなすのは、義務論と帰結主義と呼ばれるものです。

（1）義務論（deontology）

これは、道徳は一定のルールに従うことによって成り立つものであり、行為が正しいかどうかはそのルールに従っているかどうかで判断されるという考え方です。宗教的な倫理は広い意味で、義務論と言えますが、哲学的な意味で義務論を代表するのはイマニエル・カント（一七二四－一八〇四）です。カントは、そうしたルールの条件を絶対的な倫理基準 categorical imperative、哲学用語では定言命法と呼んでいます。彼の言い方によれば「普遍的法則になることを望むような規範（格率＝マキシム）にしたがって行動せよ」ということです。具体的には、「人を殺すな」とか「約束は守れ」とかいったものですが、その条件は簡単に言えば、「自分が従うだけでなく、他の人間にも従ってほしいと思うもの」です。またこの義務には、守らないと罰せられる完全義務と、望ましいこととして推奨される不完全義務があるとも言っています。カントは、こうした道徳律は人間にア・プリオリに内在するものであり、無条件に（義務として）守られるべきものと考え、たとえば、嘘をつくことは、たとえ人の命を救う場合でも許されないと考えました。しかし、カントの立場を「人にしてもらいたいことをし、してもらいたくないことをするな」という風に解釈すれば、ときに嘘が許されるという考え方もできます。たとえば、デイヴィッド・ロスは、守るべき基本的義務の優先順位が条件に応じて変わることがあると主張しています。

（2）帰結主義（consequentialism）

帰結主義というのは、行為の善悪はルールによってではなく、結果によって判断されるべきもので、その行為が人々を幸福にすれば正しいのだという考え方です。簡単な例でちがいを言うと、「嘘をつく」という行為は、義務論では絶対的に禁止されますが、帰結主義では結果が悪いときだけ禁止されるというちがいです。帰結主義の代表が次に述べる功利主義です。

3　功利主義

功利主義（utilitarianism）は、英国のジェレミー・ベンサム（一七四八－一八三二）を創始者とする思想的立場で、彼の『道徳および立法の諸原理序説』（一七八九年刊）という論文で展開されています。ある行為が倫理的に正しいかどうかは、それによってもたらされる結果がプラスになる、つまり良い結果が悪い結果を上回るかどうかで判断されるというものです。ベンサムの「最大多数の最大幸福」という言葉に表れているように、集団の最大多数の人に幸福をもたらす行為が倫理的に正しいとするのです。ベンサムはよい結果すなわち幸福を快楽、悪い結果すなわち不幸を苦痛と同一視することによって計量化し、最大多数の最大幸福という概念を生み出したのです。彼によれば、快楽と苦痛の源泉は、物理的・政治的・道徳的・宗教的の四つで、それを強さ・持続性・確実性・遠近性・多産性・純粋性・範囲という七つの尺度で効用計算をして、最大幸福をはじきだすというものです。しかし、これには大きな問題があります。つまり、快楽や苦痛をそんなに簡単に計量化することができるか、そして、それらをすべて同質のものとみなすことができるのかという疑問です。その後、ジョン・スチュアート・ミル（一八〇六－一八七三）は、『功利主義論』（一八六一年刊）で、幸福の質の差を認め、より一般的な形で功利主義を展開します。

ベンサムとミルの古典的な功利主義に対して、現在では、幸福の尺度を快楽や苦痛といった主観的なものではなく、利害（inerest）または選好（preference）すなわち、より好ましいものであるかどうかに置きかえる選好功利主義が主流となっており、そのおもな提唱者はリチャード・ヘアやピーター・シンガーです。しかし、これにもまだ、客観性という点で疑問があります。

個々人の自主決定権を尊重したうえで功利主義の原理を適用すれば、多数決原理による民主主義という政治思想となるわけで、一九世紀の西欧社会に大きな影響を与え、また米国におけるプラグマティズムの源流となります。現在の法的規範も大枠としては功利主義に依拠しているのであり、個人の自由な競争を前提とした功利主義は、経済学のリバタリアニズム（自由至上主義）の根拠となります。

(1) 功利主義で押し通すことができない

生命倫理における功利主義の適用は、簡単ではありません。倫理学における古典的な思考実験である「トロッコ問題」を考えてみましょう。暴走トロッコの前方に五人の動けない人間がいて、ポイントを待避線の方に切り換えれば、五人は助かるが、待避線の方にも一人動けない人間がいる。このとき五人のために一人を犠牲にすることは倫理的に許されるかというのが、トロッコ問題です。功利主義の原則からは許されることになり、実際にアンケート調査をしても、人種・年齢を問わず大部分（八〇〜九〇パーセント）の人は、一人を犠牲にすることは正しいと答えます。

しかし、功利主義ですっきり解決するわけでないことは、義務論的な立場からまちがっていると答える人がいることからもうかがえます。たとえそれを少数意見として片づけるとしても、やはり簡単ではありません。たとえば、その一人が大統領や、自分の身内だった場合を考えてみればわかります。功利主義の前提は、すべての人間が対等だという前提からなっているのですが、実際にはそうではありえないわけですから。

この問題には、さまざまなヴァリエーションがあるのですが、その一つは、「あなたは橋の上にいて暴走トロッコを止めるために隣にいる太った男を線路上に突き落とすしかない場合、彼を突き落とすことは正しいか」というものです。このアンケート調査では、八五パーセントほどの人がまちがっていると答えています。つまり、そういう状況では功利主義的な判断は正当とみなされないわけです。ところが突き落とすのがチンパンジーだとすると、大多数の人が正しいという判断をします。

もっと極端なのは次のような場合です。病院にそれぞれ腎臓、心臓、肝臓、肺、膵臓が機能不全で死に瀕している五人の患者がいて、適当な臓器提供者がいないとする。このとき、待合室にたまたまいた健康な男を殺して、五つの臓器をそれぞれに移植すれば、五人の命が助かる。この行為は功利主義の立場から言えば正しいかもしれないのですが、倫理的には一般に許されません（アンケートでは九七パーセントの人が許されないと答えています）。個人の権利を侵害しているからです。これをさらに極端な形で提案したのがイギリスのジョン・ハリスという哲学者が提案したサバイバル・ロッタリーという臓器提供者制度です。簡単にいうと、臓器不足を補うために、健康な人からくじ引きで臓器提供者を選ぶというものです。これに対しては功利計算の誤り（不健康な人が増えるというモラルハザードが生じる）だという批判があります。

なぜ功利主義的な判断が首尾一貫してなされないのかというのは、興味深い点ですが、おそらくは、生物としての人間がもつ生得的な判断基準が、状況に応じて変わる性質のものだからではないかと推測されます。実際に、トロッコを切り換えるのが正しいかどうかの判断をする際の脳の活性部位（客観的な判断にかかわる）と橋から突き落とすのが正しいかどうかを判断する際の脳の活性部位（感情にかかわる）が異なるという研究報告があります。

功利主義がもつ欠点の一つは、善悪の判断を結果に求めるにあたって、幸福（快楽）の追求と不幸（苦痛）の回避という尺度をもとにしていることです。そもそも無限の快楽あるいは苦痛というのは幻想であり（感覚の生物学的な機能は変化の感知であって、絶対値の感知ではないからです）、快楽の追求が本当に幸福にたどりつけるのかという疑問です。さらに、功利主義をつきつめていくと、自分の好きなことをすれば正しいということになってしまいますが、殺人や泥棒というのは、たとえ自分にとっての快楽であっても、他人にとって苦痛になるわけです。そこで、「最大多数の最大幸福」というルールが効いてくるわけです。しかし、功利主義をつきつめていくと、少数の犠牲者で多くの人を幸福にする犯罪は許されるということになってしまいます。

（2）社会的規範としての功利主義の問題点

功利主義が普遍的なルールになるための大きな落とし穴は、最大多数というときの母集団に何を想定しているかです。ベンサムが考えていたのは、英国の中流階級でしたが、これには、外国人も黒人も女性も含まれていません。国家や民族、あるいはその他の社会集団にはそれぞれの利害があります。もしその内部においてだけの最大多数の幸福しか考えないとしたら、結局は個人の利己主義と変わらないわけです。前章の講義の動物の権利のところで述べたように、この枠組みはしだいに広げられて、王侯貴族から、一般市民、黒人、婦人まで広げられていったのであり、現在ではさらには、動物を含めた自然にまで拡大せよという運動があります。

動物はともかく、この最大多数の集団を人類全体にまで広げることに関しては、多くの人が賛成すると思います。ところが、現実の世界の法律は、国家レベルでしか有効性をもっていません。基本的人権ですら、世界共通に認められているわけではありません。たとえば多くのイスラム国家では、女性の基本的人権のいくつかが認められていません。また、国家間の利害の相違を調停するものとして功利主義は有効ではありません。なぜなら、それぞれの国がもつ人口、資源、富は大きく異なっていて、対等とは言えないからです。国際法はあるけれども、強制力をもっていません。したがって、強国の利益が優先されるという国際的な不平等が成立しています。これまでの人類の歴史を見る限り、世界連邦のようなものが簡単に実現するとは思えませんが、功利主義の原則を貫くとすれば、最終的には国家の壁を破るほかないことになります。

この点でもう一つ付け加えておく必要があるのは時間的な要素です。最大多数の最大幸福というとき、その集団が現在生きている人間だけかどうかということも大切です。とくに環境問題を考えるときには、現在の私たちにとっての幸福が、未来の子供たちにとっても幸福なのかどうかを考える必要があります。

4　ロールズの批判

最も広い意味での功利主義は、現在の世界で最も広く流布している道徳理論と言うことができます。しかし、そうした功利主義的な道徳観には大きな欠点があります。それが基本とする多数決原理によって少数派、つまりマイノリティの権利や自由が踏みにじられることです。極端な例をあげれば、ある人を殺せば、多くの人が幸福になるなら、殺人が許されるということになります。この点を鋭く批判したのが、ジョン・ロールズ（一九二一－二〇〇二）が、一九七一年に出版した『正義論』です。

彼の考え方は二つの原則からなっていて、第一の原則は、各個人は他者の自由を損ねないかぎりで、基本的な自由を享受する権利があるとするものです。第二の原則は、社会的および経済的な不平等は、それがもっとも不利な立場にたつ人々の福祉を促進することに役立つかぎりで容認されるというものです。

それではこの二つの原則に従う社会を構築するにはどうしたらよいか。ロールズはそのために、ホッブス、ロック、ルソーなどの思想家が構築していた社会契約という概念を復活させます。ロールズは、すべての人が理性的で功利主義的な判断力をもって、原初状態（original position）で、望ましい社会を選んで社会契約をすると仮定しますが、その場合、ただ一つ、「無知のヴェール（veil of ignorance）」をかぶって契約しなければならないという重要な仮想的条件を付け加えます。これはどういうことかというと、自分がその契約した社会で、どういう社会的地位、財産、能力や、境遇を与えられるかについて知らないという条件です。言い換えると、最も虐げられた弱い人間になる可能性もあるとしたうえで、どういう社会を選ぶのだと問うのです。そうすれば誰もが、先の二つの原則を認めるはずだというのです。

ロールズの考え方は、ある意味できわめて観念的・理想主義的なものですが、彼はこの考え方をゲーム理論を用いて、人々が最悪の場合を想定した場合に、それよりはましな結果が得られる選択肢を採用することによって均衡に達するというモデルを提案しています。この考え方は後ほど説明する利他行動の進化の理論と共通するところがあるものです。

ロールズの批判を言い換えれば、功利主義にもとづく自由放任経済がもたらす格差問題ということになります。人々に平等な競争の機会を与え、社会に活力を与えるという点で自由経済に利点があるのは確かですが、資本主義的な自由経済競争を放任すれば、必然的に格差が生じます（利益は利率によって生じるので、資本が大きくなるにつれて、利益の絶対額は増大するからです）。それでいいのだという立場もありえるのですが、格差はもたざるものの不満が蓄積することによって社会的な不安定を引き起こします。したがって、安定的な社会の発展のためには、一定の規制が必要になります。ロールズが言っているのは、自分が弱者になるという想定のもとにルールをつくれということなのです。

5　生命倫理におけるキーワード

生命倫理についても同じことで、弱者に極端な不利益を与えないようにするという、義務論的制約つきの功利主義が目指すべき方向であると考えられます。一般に米国では功利主義のウェイトがより強く、欧州では義務論的なウェイトがより高いという傾向があります。いずれの立場をとるにせよ、生命倫理においてキーワードになるのは、インフォームド・コンセント（informed consent）という概念です。これは十分に情報を開示したうえで、本人の自由意思で同意を与える（自己決定権）という意味です。ここに含まれる情報開示と自由意思による決定こそ、現代の生命倫理を考える二大原則と言っていいでしょう。この二つのうち、まず自由意思について考えてみましょう。

（1）自由意思（自己決定権）

ロールズが言うように、個人の自由意思は基本的人権の根本であり、生命倫理においては、とりわけ尊重される必要があります。しかし、自己決定権には二つの難点があります。一つは自己の意志を明確に表現できない人の自己決定権です。妊娠中絶の場合、母親の自己決定権が尊重されるわけですが、胎児の自己決定権は無視されます。現実的に胎児の意思を聞くことは不可能ですから、母親の意向が尊重されるのはやむをえないのですが、無制限に母親の決定権を認めるわけにはいきません。この場合には、社会的な倫理によってその妥当性が制約される必要があります。

また、脳死者からの臓器移植や植物状態の患者の延命処置の中止に際しては、生前に明確な意思表示がないかぎり、遺族の意思によって決定されます。これもまた、意思を表明できない人間の自己決定原則の侵犯です。どんな状態であれ個人の権利はあくまで尊重されるべきで、二〇〇九年の臓器移植法の改正をまちがいだとする考え方も成りたちます。しかし、世界的に先進国においては、脳死者からの臓器移植は認めるというのが一般的傾向です。これはたぶん、死者の権利は死亡時に停止され遺族に移行するという考え方によっているのでしょう。

もう一つの問題は自己決定権がどこまで認められるかという点です。ロールズが批判するように、殺人や強盗のように、他人の権利を侵害するような自己決定が認められないのは当然で、既存の法体系でも罰せられます。ただし、個人の自己決定は多かれ少なかれ、他人の権利の侵害をともなうものですから、法に触れなくとも、つねに慎重な配慮が必要です。

他人の権利を侵害しない場合でも、無条件に自己決定が認められるわけではありません。たとえば、尊厳死問題にかかわることですが、自殺は多くの社会で認められません。それは社会的な道徳を侵犯するからです。法律的な言葉を使えば、公序良俗に反する行為は、いくら本人の自由意思とはいえ、認められないのです。なにが公序良俗であるかは時代により、社会により異なるので、生命倫理的な判断は簡単ではありません。臓器移植、妊娠中絶、人工受精、筋肉増強、美容整形などを良俗に反するとみなす人々が現実に存在します。こうした問題について、論理的に正しい答えを導き出すことはできず、人々の多数意見に従うほかありません。

(2) 情報の開示

通常インフォームド・コンセントという言葉が使われる場合の情報は、手術や治療の目的がなにであるか、治癒の可能性、リスクがどれくらいあるかといったものですが、私はもう少し広い意味で使いたいと思います。功利主義的な判断の基本が最大多数の最大幸福であると述べましたが、ある行為が人々に幸福をもたらすものか不幸をもたらすものかの正確な判断が必要です。現代は情報化時代などと言われますが、それは情報の量と伝達速度の速さについては言えるでしょうが、情報の質については、あまり進んでいるとは思えません。本当に必要な情報が正しく開示されない場合が多すぎるからです。

11章の公害病のところでも述べましたが、一般に生命倫理的に問題のあることを推進する側、あるいは糾弾される側はしばしば、効果を過大に宣伝し、リスクを過小に報告する傾向があります。アスベスト問題を例にとると、大手のアスベストメーカーである、ニチアスやクボタでは、一九七九年に最初の死者が出て以来、従業員や工場付近の住民に多数（経済産業省の報告では二〇〇五年時点で三七四名ですが、おそらく総計では数千人に達すると考えられています）の死者が出ていたにもかかわらず、その実態を発表したのは二〇〇五年になってからで、じつに二五年近く事実を隠していたのです。

これはおそらく、氷山の一角で、C型肝炎ウイルス問題をはじめとして、ほかにも同様のことはたくさんあると思います。企業の側は、賠償金、社会的信用の失墜、風評被害、株価の暴落といった不安から、できれば不祥事は隠そうとするものです。しかし、三菱自動車やトヨタの例のように、秘密はいつか露見するものであり、長期的な視点から見れば、早期に情報開示するほうが企業にとっても結局は利益であるとともに、無用の被害者をださないという意味でも、企業が守るべき義務でもあります。

しかし、情報開示の必要性は、企業や行政側だけに限られるものではありません。生命倫理問題を糾弾する消費者団体、市民団体、被害者団体も、しばしば自分たちの運動を有利にするために、情報の操作をおこないます（ダイオキシン問題、地球温暖化）。こちらの方はメリットをできるだけ低く評価し、リスクを過大に計算するという傾向があります。これも結局は長い目で見れば、信頼性を失うことになり、結果的には運動の利益にはなりません。

このように、生命倫理問題に関して対立する意見をもつ陣営はそれぞれ、偏った情報や理論を提示する傾向があります。そこで、私たちは、誤った情報や理論を正しく見きわめる必要があります。この本で、遺伝子組み換えや狂牛病問題について、双方の言い分を詳しく見てきたのは、読者が判断するときに、客観的で、相対的に信頼できる情報にもとづく判断が必要なことを知ってもらいたいからです。

しかし、どんなに情報が開示されても正しく理解できなければ話になりません。世の中の情報にはずいぶんと怪しげな情報が氾濫していますが、いとも簡単にだまされてしまう人が多いようです。とくにテレビの威力は絶大で、どう考えても科学的にはありえない話を信じ込んでしまうようです。ある主張をしようとする人はデータの都合のいいところだけを取り出して理論をつくったり、あるいはデータを都合良く解釈したり、安全性のところで述べましたように、絶対的リスクと相対的リスクを使い分けるということをして、自説に有利な論拠とします。一九世紀の英国の首相で小説家でもあったベンジャミン・ディズレリーは、「世の中には三種類の嘘がある。すなわち、ふつうの嘘、真っ赤な嘘、そして統計である」と言っています。また、素人にわからない専門用語を使って、荒唐無稽な理論をつくりあげる人がいます。相対性理論がまちがっているとか、進化論がまちがっているとか、あるいはすべてのものには波動があるとかいった、いわゆるトンデモ理論です。血液型性格占いやマイナス・イオンもその類です。

最近の憂慮すべきトンデモ理論としては、多くのタレントが信じ込んでしまった「水からの伝言」という話があります。これは水にきれいな言葉（あるいは音楽）をかけて結晶をつくらせると、きれいな結晶ができ、きたない言葉（あるいは音楽）をかけると、きたない結晶ができるというものです。ちょっとでも科学的な知識があればわかるように、水のような小さな分子が視覚も聴覚も、ましてや記憶などの能力をもちえないことは明らかです。もし水が人間の言葉を聞き分けることができるとすれば、水を使った科学実験は誰が実験するかで結果がみなちがってしまうということになってしまいます。

タレントがこの話に感激したというだけなら、どうということはないのですが、あろうことか学校の先生のなかにこれに感激して、道徳の授業でこの実験をする人がいるというのは困ったことです。実験といっても自分たちで氷をつくらせるわけではなく、水をそのインチキ研究所に送って、結晶の写真を送り返してもらうだけなのです。ある物理学の教授がこれに対する反証として、もしshineという言葉を使ったらどうなるのだと言っています。これはローマ字読みすればシネで悪い言葉ですが、英語ならシャインで良い言葉です。水はいったいどうするのでしょう。

しかし、この道徳の授業が駄目なところは、たんに非科学的というだけでなく、道徳観のよう重大な問題を単なる言葉で判断し、エセ科学実験に判断を委ねようとする精神です。言葉はその状況、文脈によってまったく意味が異なります。「キライ」という言葉ひとつでも、状況によっていろんな意味にでもなりうるのです。

こうしたトンデモ理論、ないしニセ科学に対処するには、正しい科学的判断力を養うしかありません。その手の論理のまちがいを証明する本は最近いくつも出ていますが、そのなかで、参考文献にあげたガードナーの『奇妙な論理』と、松永和紀の『メディア・バイアス』、アーリックの『怪しい科学の見分け方』、サイモン・シンほかの『代替医療のトリック』などを推奨しておきます。

6　利己主義からどうして利他主義が生まれるか

さて、功利主義というのは、基本的には利己主義です。それから最大多数の最大幸福、つまり利他主義という結果をどういうふうにして生みだすのかというのは、哲学的にも実践的にも大きな問題です。しかし、最近ゲーム理論によって、その筋道の一つの可能性が明らかにされており、これは生命倫理を考えるうえで、勇気づけられる結論なので、最後に、この話で本章を締めくくりたいと思います。

(1) 囚人のジレンマ・ゲーム

そのゲーム理論は、囚人のジレンマと呼ばれるものです。リチャード・ドーキンスの『利己的な遺伝子・増補版』の「気のいい奴が一番になる」と題された一章で、利己的な集団のなかで、どうして友好的な連帯が生まれるのかを説明しています。その説明を紹介してみましょう。

囚人のジレンマというのはもともとこういう話です。二人組みの犯罪者が逮捕されて別々に取り調べられています。で、その一人になったと思って考えてみてください。先に自白すれば、罪にはなっても軽い刑ですむが、相手が先に自白すれば、心証を悪くして重い罪になる。しかし自分がしらを切りとうして、相手もそうしてくれれば、証拠不十分で無罪になるかもしれないというときに、どうするかというのがこのジレンマです。どうすれば自分が得をするかを考えてみてください。相手が一〇〇パーセント信頼できる場合には、否認しつづけるのが得です。しかし、ばらばらに取り調べられていて疑心暗鬼になっています。相手が裏切る可能性がかなりあるとします。その場合、あくまで否認をつづければ、ひょっとすれば放免されるかもしれないが、重い罪になる危険性がかなりあります。先に自白すれば、相手がどう出ても、軽い罪ですみます。

結局個人としては自白を選択した方が得だということになります。

これと似たようなケース、つまり連帯ができていれば最善の選択ができるけれども、個別に考えれば、それができないという状況を、ゲーム理論で「囚人のジレンマ」と言います。先の本でドーキンスが使っているのはあるカード・ゲームです。このゲームは一人の胴元と二人のプレイヤーによって次のようなルールでおこなわれます。二人のプレイヤーは「協力」と「裏切り」という二枚のカードをもち、その一枚をテーブルに伏せます。胴元が二人のカードを見て判定し、得点を与えます。もし両方が「裏切り」のカードを出した場合には両者に〇点、片方が「協力」で他方が「裏切り」の場合、「協力」をだしたほうはマイナス二点、「裏切り」をだしたほうが五点、両方が「協力」のカードを出した場合には、両者に三点が与えられることになっています（この得点自体には意味はありませんが、互いの損得の関係がこうなっていることがポイントです）。

あなたがプレイヤーだとしたらどうするでしょう。もし相手が「協力」をだすと仮定すると自分が「裏切り」をだせば、五点もらえるが、「協力」をだせば三点しかもらえない。もし相手が「裏切り」をだすと仮定すれば、自分も「裏切り」をだせば〇点だが、「協力」をだせばマイナス二点になります。したがって、相手がどういうカードを出そうと、自分は「裏切り」をだしたほうが得ということになります。けれども、相手もよほどのお人好しか間抜けでないかぎり、同じ結論に達するはずですから、現実にはどちらも「裏切り」をだしつづけて、結局〇点しかとれないことになります。

ところがもし、二人のあいだに信頼関係があって互いに協力しつづけることができさえすれば、毎回三点得られるはずなのです。それがわかっているのに、現実のプレイヤーは相手の信頼を確認する方法がないので、「裏切り」を選ぶしか方法がないのです。この解決不能な矛盾から、ジレンマ・ゲームと呼ばれるのです。

このゲームのような状況は現実の世界でもしばしば起こっています。イスラエルとパレスチナの争いに代表されるような民族紛争はみなそうです。第三者からみれば、双方が妥協しあって戦争をしないのがいちばん得なことはわかりきっているのですが、相互不信に陥った当事者たちにはそれができないのです。相手が弱腰なら、争いをしかけて領土を奪ったほうが得をする。相手が強腰なら黙っていればつけ込まれるだけだから、たとえ勝ち目がなくとも迎え撃つしかないと考えるわけです。そうすると、どちらにしても強気に出るほうが得だという判断をして、多くの人命と資源を無駄にして空しい紛争をつづけるのです。もっと身近な例で言えば、泥沼の離婚裁判です。夫婦でうまく話し合えば、双方が得をできるのに、相手を信頼できず、嫌悪しているために妥協できず、結局裁判が終わってみれば、儲かったのは弁護士だけということがよくあります。

(2) ジレンマからの脱出

このジレンマを克服できるのは相互の信頼しかありません。一回一回のゲームでは信頼を確かめることができませんが、このゲームが無限に繰り返される場合には事情がちがってきます。なぜなら、人間を含めて高等動物は前回の結果を記憶することができ、それによって、相手を信じたり、疑ったり、恩返ししたり、復讐したり、許したり、することができるからです。

アメリカの政治学者ロバート・アクセルロッドは、こうした継続的なジレンマ・ゲームでどのような戦略をとれば、もっとも勝率がいいかをコンピューターを使って計算しました。戦略というのは方針のことで、たとえばつねに「裏切り」しかださない、つねに「協力」しかださない、「協力」と「裏切り」をでたらめにだす、相手が「裏切り」をださないかぎり「協力」をだすがもし相手が「裏切り」をだせば、つぎはこちらも報復として「裏切り」をだす（これを、「やられたらやり返す」戦略または「しっぺ返し」戦略と呼びます）とかいった方針です。

アクセルロッドはいろいろな人に呼びかけて募った六三通りの戦略をコンピューターに入れて、総当たりの対戦をさせて、一回ごとの得点を子孫の数に換算して、最終的にどの戦略が勝ち残るかを計算したのです。すると先ほどの「やられたらやり返す」という戦略が一位になったのです。一般的に高得点をあげる戦略は、自分のほうから「裏切り」をしかけない「気のいい」戦略で、しかも相手が一度くらい裏切っても、いつまでも恨みをもたない「寛容な」戦略であることが明らかになったのです。

なぜそういうことになるかと言えば、はじめから裏切る意地悪な戦略は、一時的に栄えても、まわりがそういう連中ばかりになると、互いに足の引っ張り合いになって自滅してしまうからです。言い換えれば、自分だけ得をするような戦略が最終的に得をすることはありえないのです。これは道徳や倫理の起源を考えるときに、重要なヒントを与えてくれます。基本的には功利主義的に自分の利益を考えて行動するにしても、人間関係が根底にある人間社会では、長期的に見れば、本当に成功するのは、「気のいい」「寛容な」戦略なのです。これはロールズが『正義論』でしている仮想実験と本質的におなじことです。アクセルロッドのこのモデルは、その後の研究で、これほど単純ではないことがわかってきていますが、一つの可能性を示すものとして意義があると私は思います。

歴史的に人権や福祉の輪が広がってきたのは、まさしくこうした長期的な視点にたてば、社会福祉的な政策が社会全体の利益になるということから来ているのです。そういう意味で、共同体が長い歴史のなかで培ってきた道徳や慣習は、長い目で見て全体が得をするという面で、けっしておろそかにできないものであることがわかります。

（3）利他主義に向かう生得的傾向

現在の経済学では、人間はみな合理的で利己的な判断をするものだという仮定のもとにさまざまなシミュレーションをしているのですが、その経済学的な予測はしばしば裏切られるというか、外れるわけです。なぜかということを問いつめていくと、人間はどうも合理的で利己的な判断をしていないということがわかってきました。最新の社会心理学的な成果によって、人間心理の奇妙な特性が明らかになってきました。くわしいことはマーク・ブキャナンという人の『人は原子、世界は物理法則で動く』という本を読んでいただきたいのですが、生命倫理にかかわるいくつかの論点をあげておきたいと思います。

一つ目は、付和雷同性で、多くの人が正しいと言うとまちがっていると思っていることでも正しいと言ってしまうという実験があります。二つ目は利他主義への生得的な傾向です。たとえば、「最後通牒ゲーム」（一人の人間にある金額が提示され、もう一人の人間にそのうちの一部を与える分け前についての合意が成立すればその金額を貰えるというゲーム）では、与える側は平均して提示された額の四〇パーセント前後が妥当だと考え、与えられる側は提示される額が二五パーセント以下だと拒否するという結果が得られています。つまり、多くの人は富を独り占めするのは正しくないという本能的な判断をもっていることです。三つ目は敵と味方という区別をしたとたんに、それまで親しかった人間にさえ、激しい憎しみをもち、残酷な振る舞いをする傾向があることです。

こうした三つの傾向はどうやら、狩猟採集民の時代に小さな集団で生き延びていくために不可欠な行動原理として、遺伝的に組み込まれたのではないかと言われています。つまり、狩りをするためには集団の緊密な協調関係が必要で、そのためには多数意見に従い、獲物は平等に分け合い、敵に対しては一致団結して闘わなければならなかったからです。

したがって、利他的な行動は、単にゲーム理論的な根拠によってだけではなく、人類の生得的な資質にも根ざすものであると言えるでしょう。ただし、この利他主義の背後に、敵を憎むという心理があることを忘れてはならないでしょう。生命倫理的には、この利他的な側面を促進し、敵対的な側面を抑制するということが留意されるべきでしょう。

15章

生命倫理とグローバリズム

ここまで、現在の生命倫理学が直面する問題と、それに対処するための考え方を説明してきました。中心的な概念は、インフォームド・コンセント、すなわち情報開示を前提とした自己決定権の重視で、他人の権利を侵害しないかぎり、個人の自主的な判断を尊重するというものでした。こうした生命倫理の捉え方は、米国流の自由競争主義を前提にしたもので、かならずしも世界のすべての国で容認されているわけではありません。現に、ヨーロッパの生命倫理は、より人道主義的な色合いの強いものです。

いずれにせよ、生命倫理が問われるのは、個別の生命倫理問題に対する個人の対処、およびそうした対処を社会ないし国家がどのように評価し、許容し、合法性を与えるかという局面においてでした。しかし、現在進行中のグローバリズムは、個人や国家のレベルの判断では対処できない複雑な問題を浮かび上がらせています。理想としては、国連のような国家を超えた組織が適切な法的基準をつくるのが望ましいのでしょうが、現実政治のなかで国家の壁を超えるのは非常にむつかしいと思われます。したがって、具体的な処方箋を述べることはできないのですが、将来に解決すべき世界規模の生命倫理問題がどのようなものであるかを提示しておきたいと思います。

1　経済格差がもたらす生命倫理問題

グローバリズムは、地域経済を単一の世界市場に組み込むものですから、それまで個別の国や部族の内部で成立していた経済的秩序は崩壊することになります。世界の経済的発展のためにグローバリズムは有効な起爆剤となりえたのですが、成熟度の異なる文明や国家が同じ市場で同じルールで戦うために、必然的に国家間の経済格差が拡大され、もてる国ともたざる国への分極が起こります。そうした経済格差のなかで、国内的な生命倫理問題が国際的な問題になっていきます。典型的な問題をいくつかとりあげてみましょう。

(1) 臓器移植

日本で移植用の臓器が絶対的に不足していることはよく知られていますが、どの国でも臓器が不足していることに変わりはありません。そこで腎臓や眼球のように、一つ取っても命に別状のない臓器については、貧しい人々が生活のために臓器を売るということが起こります。臓器の売買はほとんどの国で禁止されていて、WHO(世界保健機構)も一九九四年に、「臓器売買は世界人権宣言に対する違反であり、人体やその部分を売買することは禁止されるべきである」と決議しています。しかしインドでは公然と臓器売買の斡旋がおこなわれていて(一九九四年に臓器売買を禁止する法律ができますが、すべての州で実施されているわけではなく、その実効性も疑われています)、また米国でも闇でおこなわれているようです。

インドでの臓器売買が問題なのは、臓器が国内患者のためでなく、国外の豊かな患者に移植するために売られるという点にあります。インドで年間六〇〇〇件おこなわれる移植手術のうち、半分が外国人患者だと言われています。岡山大学の粟屋剛教授の報告によれば、ボンベイとマドラスが中心で、前者は中東から、後者は東南アジア諸国からの患者が多いということです。同じような移植ツアーは、イスラエルから、ロシアや東欧諸国に向けてもおこなわれていて、イスラエル政府はこれを公認し、保険も適用されるそうです。

(2) 代理出産

代理出産は多くの国で法的に認められていないということと、国外のほうが安い費用ですむ(米国では一万ドル以上かかるが発展途上国では、その三分の一ないし五分の一）という理由から、発展途上国、とくにインドでの代理母産業が急成長しています。インド政府は外貨獲得（代理母になる代償として受け取る金額は、インドの貧しい女性の平均的な年収の六〜八倍に相当します）のための重要な産業と位置づけ、二〇〇二年から代理出産の商業化を合法化しています。こうした代理母産業は、タイ、ネパール、ペルーなどでも成立しているようです。

（３）人身売買

国家間の賃金格差は、安い賃金の労働者を豊かな国に流入させることになります。合法的な移民は問題ないのですが、しばしば密入国という非合法手段による流入が見られます。そこにはマフィアや暴力団などの犯罪組織がかかわってくるのですが、その過程で、仕事を欲する人々を騙し、あるいは本人の意思を無視して外国に労働者として売り飛ばすという犯罪が生まれています。これは人身売買に当たります。被害の対象になるのは、貧困層、少数民族、被災者（スマトラ沖大地震の際に幼児誘拐が報告されています）、移民、幼児などの社会的弱者です。人身売買の目的は、安価な労働力の供給だけでなく、売春させたり、養子として売ったり、最悪な場合には臓器移植のドナーにしたりすることが含まれます。

現代では、ほとんどの国の法律で人身売買は犯罪とされていますが、世界的に人身売買が横行していて、国際問題となっています。日本は売春目的の人身売買の目的地になっているとして、西欧諸国から非難を受けています。国連は一九四九年に「人身売買及び他人の売春からの搾取の禁止に関する条約」を発効させて人身売買を禁止していますが、実効ある取り締まりができないため、抑制することができていません。

2　システムの混乱――未開社会に突然訪れた文明

グローバル化というのは、かつて地域的な整合性を保って存在していた社会を、経済的にも文化的にも単一の基準をもつ世界に組み込んでしまうことです。それは社会の一つの進歩ではありますが、半面いくつもの負の側面を生みだし、あらたな倫理的な問題を生みだしています。そのひとつが社会構造のひずみです。

(1)　伝統的価値観の崩壊

世界には、二〇世紀の末まで狩猟採集生活をつづけていた民族がいくつかあります。アフリカのマサイ族やサン族（ブッシュマン）、ピグミー族、北極圏のイヌイット族（エスキモー）、北アメリカ先住民、南米アマゾンのヤノマモ族などの先住民、オーストラリアの先住民などがそうです。多くの場合、彼らの男は狩猟、女は植物の採集に関するすぐれた知識と技能をそなえ、そうした生活に生き甲斐と誇りをもっていました。ところが、近代社会は彼らの世界にずかずかと入り込み、彼らの住んでいた土地はいつのまにか他人の所有地となり、森が切り倒され、やがて狩猟そのものまで禁じられるようになります。

彼らが近代化によって失ったのは生活基盤だけではなく、誇りと生き甲斐も奪われたのです。近代国家のなかに取り込まれた彼らの多くは、先住民保護という名目のもとに、なんとか食べていけるだけの援助金を貰って暮らしていますが、生きる目的を失ったこうした部族民は、アルコールや麻薬に溺れる自堕落な生活に陥りがちです。グローバル化・近代化の波を押しとどめることはできないにしても、先進国には、少なくとも彼らの子孫が誇りを持って生きていけるように、教育と就労の機会を提供する義務があるはずです。

(2) 都市問題

都市は人口密集地帯であるために、必然的に公衆衛生問題がつきまといます。都市が健全な機能を保つためには人口に見合う上下水道、ゴミ処理施設、交通網といったものが必要です。ヨーロッパの都市はローマ時代から、さまざまな試行錯誤をくりかえしながら、そうした施設を建設し、問題を解決しながら人口を拡大してきたのです。ところが発展途上国の都市は、まだ前近代的な暮らしをしている社会のただなかに、主として外国資本によって建設されたものです。都会での就業と快適な生活を求める近隣の人々が都市に集中するために、もともとの収容能力を超えた規模の人口拡大が起こり、仕事と住居を手にいれることができない周辺の人々が都市周辺にスラムを形成することになります。そのため、処理できないごみの蓄積や、飲料水の不足、大気汚染といった衛生状態の悪化が見られます。アフリカやラテンアメリカ諸国の大都市は、多かれ少なかれこうした衛生問題を抱えています。

ところが、自治体にはそれを解決する経済的能力がありません。ローカルで閉鎖的な経済の元では、貧富の差はあっても、都市が生みだした富はなんらかの形で、その地域に還元されるので、都市に一定の財政的な自治能力が与えられます。しかし、グローバル経済のもとでは、都市が生みだす富の多くは先進国の投資家のもとに還元されて、地域には残らない構造になっているのです。したがって、こういった都市の自治体は海外からの援助なしには何もできないのです。ここに、発展途上国の都市問題の深刻さがあります。

3 価値観の衝突

グローバリズムは経済を通じて世界を共通の原理でまとめあげようとするものですから、文化もまたそこから免れることはできません。グローバリズムは西欧近代的、とくに米国の自由主義的な価値観で世界を一元化するという一面をもっています。しかし、文化はそれぞれの民族や国家の長い歴史的な伝統のなかで培われてきたものですから、国によって、宗教によって異なります。そこでいわゆる「文明の衝突」が起こります。そのもっとも端的な例が、イスラム文明圏とキリスト教文明圏の対立です。パレスチナ問題をきっかけとして始まった両者の対立は、ゲリラ戦争、テロ戦争という形で、世界のさまざまな場所で、いつ果てるともない戦いをつづけています。生命倫理的な視点から言えば、こうした異なる価値観にグローバリズムがどう折り合いをつけるかが問われることになります。生命倫理の基礎となる価値観は、1章で述べたように、それぞれの文化を背負っています。異なる価値観の対立が引き起こす生命倫理的な問題のいくつかを指摘しておきましょう。

(1) 生命操作

これは6章でも述べたことですが、生命観をめぐっては宗教と科学のあいだに大きな対立があります。キリスト教、イスラム教を問わず、多くの宗教は、生命が神から授けられたものであり、みだりに人間が手を加えるべきものではないと考えるのに対して、医師や科学者は、実害が生じないかぎり生命を科学技術の研究・操作対象としてかまわないと考えています。そこで、意見の相違が生じます。具体的な問題の一つは中絶問題です。原理主義者の多い米国では中絶問題はながらく政治的論争の的になっていて、大統領選挙や最高裁判所判事の人事を左右するほどです。それから派生して大きな問題になっているのは、クローン研究やES細胞です。原理主義的なキリスト教徒にとって、生命は受胎の瞬間に始まるから、卵細胞を操作するのは許されないという批判が成立するわけです。実際に米国では、二〇〇一年に原理主義者である当時のブッシュ大統領が、ES細胞についてすでに存在するものを除いて、新規のES細胞作成をともなう研究には助成金を出さないという演説をしたほどです。体外受精や臓器移植に対しても、神の領域に手を加える行為だとして同じような批判がなされています。幸か不幸か、アメリカ国内では身内に難病患者を抱えて新たな治療法を渇望する人々や新薬研究で富を得ようとする人々の功利主義的な主張の声も強く、実際の研究が妨害されるという事態はまだ起きていません。

(2)　捕鯨問題

動物の権利をめぐる価値観の相違も大きな問題で、捕鯨問題にもっとも典型的に現れています。反捕鯨論者は単なる野生動物の保護という点からではなく、知能が高く、豊かな感性をもつクジラやイルカを殺すのは許しがたいというわけですが、それはどの動物を資源とみなし、どの動物を保護すべき対象とするかの価値観のちがいにすぎません。そうした価値観は国によって、また時代によっても異なります。現に歴史的にみて、もっとも多くのクジラを捕獲したのは、一九世紀末から二〇世紀前半にかけての、ノルウェー、イギリス、アメリカ、オランダなど西洋諸国であり、彼らは鯨油を目的とした捕鯨によって、多くの種を絶滅に近いほどに減少させたのです。そのとき、彼らはまちがいなくクジラを資源として見ていたのです。

世界のさまざまな地域で、宗教上・衛生上の理由から、特定の動物を食べることが禁じられています。たとえばヒンドゥー教ではウシ、ユダヤ教ではラクダ、ウマ、ブタ、一部のキリスト教の宗派ではウマ、イスラム教ではブタを食べることが禁忌とされています。特定の動物を食べてはいけないという科学的な根拠はなく、生活習慣や宗教的伝統によって決まってくるのです。何を食べないかは個人の自由意思にまかせるべきだというのが今日の世界的な合意で、飛行機の機内食などでも、それぞれの文化に応じて禁忌食品を含まない献立が用意されています。

ただ自由意思だとはいっても、ウシを神聖視するヒンドゥー教徒の隣で牛肉を食べたり、あるいはイヌを家族のように可愛がっている人の前でイヌ肉（韓国や中国の一部ではイヌの肉は高級食材として珍重されています）を食べたりするのは礼儀にもとる振る舞いでしょう。捕鯨問題についても同じことが言え、これみよがしに南氷洋まででかけるのではなく、沿岸捕鯨に徹しているかぎり、日本の捕鯨を禁止する正当な理由はないと思われます。

（3）婚姻制度

一夫一婦制は人類社会に広く見られる婚姻制度ですが、すべての国民が法的に一夫一婦を強制されるという制度は、近代西洋のキリスト教的市民社会が生んだものです。歴史的には、洋の東西を問わず権力者は多数の妻をもつことが認められ、また形式上は一夫一婦制をとりながら、金持ちは複数の愛人や妾をもつことが容認されていました。それは裏を返せば、貧しい階層の男は一生結婚できないということを意味します。現代においても、イスラム教徒やモルモン教徒、さらにアフリカの多くの種族は一夫多妻を認めており、多くのイスラム社会では一般に四人まで妻をもつことが法的に認められています。ただし、妻を扶養する厳格な義務があるため、経済的な余裕がないかぎり、実行はしだいにむずかしくなっています。近年は近代化の波を受けてイスラム諸国でも、トルコやチュニジアでは一夫多妻が禁じられるようになっています。しかし、そうした国々では、原理主義的なイスラム教徒による反対運動が見られます。この問題は、西欧社会に住むイスラム教徒においてとくに深刻で、西洋近代国家ではあらゆる法律が一夫一婦制度を前提としていますから、一夫多妻は非合法ということになります。これは、キリスト教的な近代国家の法とそれ以外の宗教の価値観のあいだにある、食の禁忌などよりはより深刻な対立です。これをどういう形で解決していくかは、現代社会が抱える大きな倫理的課題と言えるでしょう。

（4）科学と宗教

近代的な価値観と伝統的価値観のもっとも先鋭的な対立は科学教育、ことに進化論教育に現れています。進化論は科学の理論としては特殊なものではなく、現代の宇宙論や地球科学と整合性をもち、現在のあらゆる生物・医学研究の基礎となっているものです。宗教と進化論が対立するのは、進化論が説明する人類の歴史が聖書や教典に書かれていることと矛盾するからです。現在の生物学によれば、およそ三五億年前に最初の生命が誕生し、その後の進化を通じて、現在見るような多様な生物が出現したということになっています。それに対して、聖典に書かれていることが文字どおりの真実であると主張する創造説論者がいます。地球上の全生物はおよそ六〇〇〇年前に神によって創造されたのであり、人類は最初から人類だったというのです。これは化石や地質年代測定の示す事実とまったく整合性をもちません。多くの信仰者は、聖典に書かれているのは、神話的・象徴的なたとえ話であって、事実ではないということを認め、信仰を捨てることなく科学を受け入れています。ところが原理主義的なキリスト教徒やイスラム教徒は、聖典に書かれていることはすべて正しいとして、創造説を主張するのです。

信じるだけのことならば、信仰の自由ですから問題はないのですが、米国のキリスト教原理主義者たちはそれを教育の場にもちだしたのです。進化論は聖書の教えに反するから学校で教えるべきではないという法律が一部の州で成立し、その法律の合法性をめぐる進化論裁判がいくつもおこなわれてきました。もっとも代表的なものが、一九二五年のスコープス裁判、一九八二年のアーカンソー州授業時間均等法裁判（進化論と同じ時間を割いて公立学校で創造科学を教えるべきだとするアーカンソー州の法律が違憲であるとする訴えをめぐる裁判）です。米国内の世論が二分されていることを反映して裁判結果も揺れ動きましたが、一九八二年の裁判で連邦裁判所のオヴァートン判事は創造科学が科学ではないとし、この法律が違憲であるという判決を下しています。現在のところこの判例が進化論教育を支持する一つの法的根拠になっています。この裁判で負けた創造論者側は、現在では創造科学をインテリジェントデザイン（知的創造）説と言い換えて、これを学校で教えるべきだという運動を起こしています。

これまで、宗教と進化論の対立は米国のみの特殊事情だと考えられてきたのですが、近年、ヨーロッパにおいてイスラム教徒の人口が増大し、イスラム教原理主義の立場から、学校で進化論を教えることに対して異議申し立てをしはじめていて、英国やフランスでも問題が深刻化しつつあります。この問題は明らかに信仰の自由の枠を逸脱し、政治の世界への宗教の介入であると思いますが、いずれにせよ、こうした価値観の対立もなんらかの形で解決する必要に迫られています。

4　生態系としての地球

社会経済学的なグローバリズムとは別に、世界を一つのまとまり、すなわち地球は一つの生態系であるとみなす考え方があります。そうした視点に立つとき、世界には、地球温暖化問題だけでなく、ほかにもさまざまな環境問題があります。それらはあらゆる自然を資源とみなす現在の経済学的な立場に起因するものです。現在の自然は、生物と無生物が互いに影響を及ぼしあいながら長い時間をかけてつくってきたものであり、人類だけのものでもなく、ましてや特定の個人の所有物でもないはずです。ところが現在の経済的システムのなかではあらゆる事物に個人的な所有権が打ち立てられています。近代的な世界は、先住民が住んでいる土地を「発見した」西洋人がそれを自分の領地だと宣言することから始まったのです。ところがいまや、土地だけでなく、あらゆる自然が権利の対象とされ、ゲノムにさえ特許が認められようとしています。

しかし、地球が一つの生態系であるという見方からすれば、自然を単なる資源として扱っていけば、かならず破綻が訪れることは明らかです。

(1) ガイアの思想

ガイアという考え方を提唱したのはイギリスの科学者ジェームズ・ラヴロックですが、ガイアという名前自体は同じ村にすむノーベル賞作家、『蝿の王』という小説で知られるウィリアム・ゴールディングがギリシア神話の大地の女神からとって名付けたものです。

ガイア仮説を要約すれば、地球全体があたかも一つの生命体であるかのように、自己調節能力をもつという見方です。ラヴロックはＮＡＳＡ（アメリカ航空宇宙局）の火星生命探査計画において、火星に生命がいるかいないかを調べるのにどういう方法があるかを考えているときに、大気成分の分析を思いつきます。つまり、生命のある惑星の大気成分の特徴を見つけ、それで判定しようと考えたのです。そして、その前提として地球の大気成分を調べているうちに、ガイア仮説に行き当たったのです。

地球の大気成分は、多量の窒素（七八パーセント）と酸素（二一パーセント）を含み、二酸化炭素はわずかしか含みません（〇・〇三パーセント）。これは生物のない他の惑星とくらべて著しく異なる点です。火星や金星では二酸化炭素は九五パーセントを超えるのに対して、窒素は二～三パーセント、酸素は金星にはなく、火星に微量（〇・一三パーセント）存在するにすぎません。もし、地球上から生命が消滅すれば、地球の大気もおそらく、似たような数値になってしまうでしょう。

ひょっとしたら、酸素がないから生命が存在しないのだと思っている人がいるかもしれませんが、それは話が逆で、酸素は生命がつくりだしたものなのです。最初の生物は酸素のない状態で誕生し（こういった微生物は嫌気性細菌と呼ばれ、酸素のあるところでは生きることができません）、ただちに光合成能力を獲得して、酸素をつくりだし、その結果、酸素呼吸する生物の存在が可能になったのです。

化石資料などの分析によって、約三五億年前に地球上に生命が現れて以来、地球大気の温度と組成、さらには海水の温度と成分も驚くほど一定に保たれてきたことがわかってきました。しかも、それぞれの成分の比率はまさしく生物が生きていくのに好適な状態に保たれているのです。

たとえば、酸素量は少なくなれば生物の生存にとって不適当な状態になるのは明らかですが、ただ多ければいいというわけでもありません。というのは、大気中の酸素濃度が高くなりすぎると生物の生理活動にとって有害なだけでなく（最近活性酸素の有害性がしばしば言われるようになりました）、自然発火を引き起こしやすくなるのです。ある学者の試算によると、酸素濃度が増すごとに山火事の確率は上昇し、酸素濃度が二五パーセントを超えると、ほとんどの植物は火事によって消失すると言われています。現在の二一パーセントという数値はこの利益と危険の微妙なバランスの均衡点にあるらしいのです。

また二酸化炭素が多すぎると温室効果による温暖化がおきるわけですが、この大気中の濃度も巧妙に調節されてきました。空気中の二酸化炭素が多くなると水に溶け、それを生物が炭酸カルシウムという形で固定し、不足すると海から大気中へ二酸化炭素が放出するという形で平衡が保たれてきました。ところが近年の化石燃料の燃焼は、この調整能力を超える炭酸ガスを放出しているために、深刻な危機をもたらしています。

このようなバランスが地球という一つの生命体のフィードバック的な自己制御プロセスによって保たれているというのが、ガイア仮説です。ラヴロックの主張では、ガイアには危機を感知するシステムがあり、それに対処することができるということです。私は、地球に意識のようなものがあるという仮説には賛成しませんが、地球がそうした自己制御的なシステムであることは確かだと思います。もちろん、その実体は地球に棲むすべての生物の営みの総和にほかなりません。その意味で、森林の伐採などによる生息環境の破壊がもたらす生物多様性の喪失は、ガイア的な制御機能衰退を導くおそれがあります。ごく一部分の変化でも全体の構造を変えてしまうというのが、システムの怖さなのです。

(2) エネルギー資源の枯渇

一九六〇年代から地球資源の枯渇に警鐘が鳴らされてきたのですが、多くの人がそのことを深刻に受けとめてはいないように思われます。しかし、再生可能な資源でないかぎり、かならずいつかは枯渇するはずです。人間の想像力はあまり遠い将来のことを実感として受けとめることができないのですが、エネルギー資源のほとんどは、これから一〇〇年後に枯渇すると予測されています。二〇〇九年度版のＢＰ（英国石油）による統計報告によれば、二〇〇八年末における、これからあと何年採掘できるかという予測値（可採年数）は、石油が四二年、天然ガスは六一年ということになっています。この数字は確認されている埋蔵量を現在の年間生産量で割ったものですから、変動の余地はあります。年間生産量すなわち消費量が倍増すれば、この年数は半分になってしまいます。逆に新たな埋蔵資源が見つかったり、より効率的な採掘法が開発されたりすれば、この年数は延びます。しかし、どんなに甘い予測をしても、石油はあと一〇〇年もたないというのが一般的な常識です。石炭については一五〇年前後、ウランは八五年という推定がなされています。つまり現在の主要なエネルギー資源は早ければ五〇年後、遅くとも一〇〇年後には、使えなくなるということなのです。したがって、地球温暖化問題がなくとも、太陽光、地熱、風力、水力を含めた代替エネルギー資源の開発が必要になるのです。

(3) 金属資源の枯渇

金属資源も基本的には有限ですが、これまでのところ枯渇した金属資源はありません。しかし、二〇〇七年に独立行政法人物質・材料研究機構が発表した予測では、このままの消費をつづければ、二〇五〇年までに、銅、鉛、亜鉛、金、銀などの多くの金属資源が枯渇するとされています。資源としての枯渇ではないけれども近いうちに市場で枯渇が怖れられているのは、レアメタルと総称される稀少金属です。具体的にはリチウム、ベリリウム、ニオブ、タンタル、ジルコニウム、ハフニウムなど、先端技術に不可欠な金属です。これらの金属は生産地が限定されていることと、精錬に手間がかかるために、需要に見合うだけの供給を維持できなくなりつつあるのです。しかし、エネルギー資源とちがって、金属資源の場合はリサイクルが可能なため、廃棄物からの抽出がにわかに脚光をあびています。これまで先進国は、自国に収容できなくなった産業廃棄物を発展途上国に投棄していたわけですが、発展途上国の側にリサイクル技術を転移すれば、産業発展を促すことができ、双方にとってメリットのある国際分業の可能性が開かれようとしています。実際に英国では二〇〇八年に再生可能な廃棄物しか外国に輸送できないように法律を改正しています。

（4）水産資源の枯渇

現在の食糧資源の大部分は農作物と畜産物で、食物資源として利用されている主要な野生生物は水産物だけといっていいでしょう。どんな水産資源でも繁殖によって埋め合わせることができる以上の漁獲をつづけていけば枯渇します。当然のことながら、多くの魚種で資源量の減少が見られます。独立法人水産総合研究センターは漁獲対象となっている魚の資源状態を、「高位」（資源状態が良好）、「中位」（ふつう）、「下位」（資源状態が悪い）の三段階で表していますが、二〇〇五年度の資源量調査報告では、「高位」魚種としてサンマ、スルメイカ、マダイなど一二系群、「中位」魚種として、マアジ、ズワイガニ（北太平洋・日本海系群）、ハタハタなど三〇系群、「下位」魚種として、マサバ、スケソウダラ、ズワイガニ（オホーツク系群）、マイワシなど八〇系群があげられています。三分の二近くの魚種の資源状態が悪化していることがわかります。主として乱獲によるものですが、資源量は水温などの環境条件や他種との関係でも変動します。

近海で漁業資源が減少したため、日本は他の海域での操業あるいは他国の漁獲物を輸入することで供給量をまかなってきました。その結果として、世界中の海で漁獲量の減少が見られ、各国が防衛的な禁漁区域を拡大することになりました。さらに、これまで日本が主要な魚の消費国であったのに、近年では世界的な魚食ブームで、消費量が増大し、漁獲量増大に拍車がかかり、資源が枯渇する危険性がさらに高まっています。日本国内でも「水産基本法」にもとづいて、魚種ごとに禁漁海域、禁漁期、漁獲量制限を設けて資源保護に乗り出しています。また世界的には、ＦＡＯ（世界食糧農業機関）が一九九五年に「責任ある漁業のための行動規範」を採択しています。

近年大きな問題になっているのはマグロ資源の枯渇で、二〇〇五年の水産庁の資源量調査では、マグロ類で「高位」は太平洋のビンナガマグロだけで、あとはおおむね「中位」で、「低位」として、東太平洋および大西洋のメバチマグロ、西大西洋のクロマグロ、および南半球のミナミマグロがあげられています。西大西洋のクロマグロには地中海のクロマグロも含まれるのですが、こちらがとくに問題で、日本に輸出するための漁獲が始まる以前の資源量の一五パーセントに減少しています。ＩＣＡＡＴ（大西洋マグロ類保存国際委員会）は、このままの漁獲をつづければ二〇一二年までに地中海の個体群は消滅するだろうという予測を発表しました。これを受けてワシントン条約事務局は大西洋・地中海産のクロマグロの国際取引の規制を勧告しましたが、二〇一〇年三月の締約国会議でクロマグロ禁輸案は否決されました。しかし、いずれにせよ、日本へのクロマグロの供給量は減少していくと考えられています。安定した水産資源の確保のためには、国際的な協調のもとでの秩序ある漁業の一方で、魚の家畜化ともいうべき養殖漁業のさらなる発展が必要となるでしょう。

（５）水資源の枯渇

日本人にはあまり切実さがわからないのですが、世界的には水資源の枯渇がエネルギー資源の枯渇よりも差し迫った問題になっています。地球は水の惑星と呼ばれるほど大量の水をもっているのですが、そのほとんどが海水で、淡水は二・五パーセントにも満たず、そのうちの半分以上が北極や南極の氷に閉じこめられています。私たちが生活に利用できるのは〇・一パーセントほどの地表水と、地下水（〇・七二パーセント）のごく一部にすぎません。水はきわめて限られた資源であり、近代化・工業化された現代では、世界の多くの地域で深刻な水不足が起きています。

水不足をもたらした原因はいくつかあります。一つ目は農業の拡大にともなって灌漑用水の使用量が増えたことで、そのために大河の下流域が水不足に陥ります。ドナウ川、チグリス川、ユーフラテス川、メコン川、黄河の下流域ではすでに水の確保がむずかしくなり、農業生産の重大な障害となりつつあります。二つ目は砂漠化の進行です。砂漠化は農業用水の過剰取水が一つの要因で、たとえば、アラル海は大きさが一九六〇年代の四〇パーセントに縮小し、黄河下流域では毎年数千平方キロメートルもの土地が砂漠化しています。これに地球温暖化が加わって砂漠化が加速されて、多くの土地で地表水が入手できなくなっています。三つ目は人口の増大による飲料水および産業用水の増加と、汚染によるきれいな水の減少です。そして四つ目は、利用可能な水の所在の不均衡です。日本のように豊かな降水量のあるところでは、実際に利用されている水は二〇パーセント足らずで、あとは海に垂れ流されているのに対して、砂漠地帯では降水量が極端に少ないうえに、すぐに蒸発するので使えないのです。

中国では黄河流域の渇水を解消するために、南方の水を北方に運んで水利用の調整をはかる「南水北調」政策を推進していますが、それによる水質汚染の拡大が懸念されています。地下水は地表水に比べて量的にはるかに多いのですが、利用できる場所は限られます。大きな地下水源としては砂漠の下の化石水がありますが、これも有限です。現在の米国中西部の穀倉地帯の水源は、オガララ帯水層と呼ばれる化石水（すでに四分の一は利用されてしまっています）なのですが、これが消費し尽くされたあとには、砂漠化が待ちかまえているでしょう。水資源の枯渇は飲料水としてだけでなく、農業生産にとって不可欠なものですから、下水のリサイクルや海水の淡水化といった技術の改良・発展が緊急に必要となるでしょう。

このように、現在進行中のグローバリズム、人口増大、産業発展は、さまざまな面で大きな問題を抱えています。科学技術の発展によって、多くの問題は解決できるかもしれませんが、そこで注意しなければならないのは、未来の世代にツケを残すような解決策であってはならないということです。

あとがき

大学で生命倫理を講じていた友人から、事情があってつづけられないので後任を引き受けてくれないかという依頼があったのは五年前のことだった。私の専門分野は生物学だが、広い意味で生命倫理にかかわる本を何冊か翻訳していることもあって、科学ジャーナリストとしての視点から生命倫理をまとめてみるのも面白いかと思って引き受けることにした。

最初のうちは手探りで、いろいろと本で勉強しながら、毎回の講義を講義録という形で書くことから始めたのだが、講義であるために、めったに使わない「ですます」文体で書くことにした。年を重ねるうちに、新しい視点を取り入れ、見落としていた論点を加え、事実関係をより深く調査することを通じて、少しずつ改稿していき、ようやく昨年あたりから、完成稿のようなものができあがった。私の基本的な姿勢は、生命倫理とはどういうもので、どういう問題を扱うのかをわかりやすく解説するということだった。単に棒暗記するような事実の羅列ではなく、将来、学生たちがなにかの折りに思い出して、考えるヒントとなる、本来の意味での教養科目になるような組み立てにしたいとも思った。

私がいちばん心がけたのは、「はじめに」にも書いたように、生命倫理に環境倫理を本格的に取り込むことだった。したがって、本書では、正統的な生命倫理学では扱わないような多様な問題が扱われている。どの問題についても、歴史的な経過を踏まえたうえで、それが広い意味の生命倫理とどうかかわるか論じることを基本的な方針とした。さらに、聞き手が工学系の学生であるので、科学的な側面の解説をきっちりおさえることも心がけた。現在知られている科学的な知識や技術は、先人たちの努力と試行錯誤によって得られたものであり、問題解決にあたって、どのような考え方をしたかということを知ることで、彼らの専攻分野の理解も深まるにちがいないと考えたからである。

現代社会では、科学技術が深く生活のなかに入り込んでいるのだが、内部の仕組みがあまりにも複雑になったために科学的な原理が素人にはまったく理解できないという逆説的な状況が生まれている。そのためかどうかは確かではないが、物事を科学的に考えるという態度が衰えてきているように思われる。「科学で説明できないことがある」という安易なフレーズで、まるで根拠のない非科学的なトンデモ話が、いともたやすく受け入れられる風潮が強まっているように思えてならない。そういう態度は生命倫理の議論にも見かけられ、とくに社会学や科学哲学の分野から、自然科学の知見を無批判に受け入れるべきでないという指摘がされる。科学を相対化するメタ科学の視点が必要だというのだ。もちろん、科学的知見と社会的な判断は別次元のもので、科学的に正しいことがかならずしも倫理的に正しいとはかぎらない。医者は病人の命を長らえさせることはできるが、「どんなときにも延命するのが正しいか」という問いに、医学は答えを出すことができない。それは社会的な倫理の問題なのだ。

しかし、極端な相対論者のように、「科学的事実」など存在しないと主張するのは誤りである。自然界のどんな事象についてであれ、絶対的な証明は原理的に不可能だが、膨大なデータの蓄積によって経験的に確立された「科学的事実」は無数にある。そうした科学的事実によって「反証された」、つまりありえないと論証されたような理論をもとにした判断は、少なくとも日常生活においては無効であるし、ときには有害である。誤った科学情報にもとづいて、判断がなされれば、とくに医療の分野では命にかかわってくることがある。そういう意味で、科学的な啓蒙は生命倫理学の重要な役割の一つであると私は信じている。

一例をあげれば、現代医学批判の立場から代替医療を推奨するといった態度である。現代医学が欠点をもち、現代医療がすべての病気を治すことができないというのは事実だが、現行の治療法の多くは、臨床的なデータによって明らかに効果が実証されている。薬は基本的に病原体の活動を抑制ないし阻害するもので、多かれ少なかれ人体にとって無害ではありえない。大切なのは副作用を薬効に比べて十分に小さくし、通常の健康にとって問題がないようにすることである。副作用があるからといって「薬」を忌避して、呪《まじな》いや、磁気や波動といった、まがい物の治療法を薦めるのは、まちがいである。病気には気のもちようで改善されたり、悪化したりするという側面も確かにあるのだが、病気がお祈りや正体不明の薬で治る確率は、現代医学の治療法によって治る確率よりも比較にならないほど小さいものであると断言できる。どんな病気にもそれぞれ固有の原因があり、それを科学的に究明しないかぎり、正しい治療法を得られないのである。「あらゆる病気を治す」魔法の妙薬など存在しないのである。

なにかのおりに、生命倫理学の講義録があるという話を八坂書房の編集部にしたところ、是非一度、読ませてほしいと言われた。そこで、お見せしたところ、本にしてはどうかという申し出を受けた。「生命倫理」は私の専門分野とは言えないので、世に問うことにはためらいもあったが、内容としては、それなりのまとまりがあり、とくに予備知識のない読者が、生命倫理を理解するためには手頃かもしれないと思うようになり、出版をお願いすることになった。出版にあたり、文体をどうするか悩んだが、講義の雰囲気を伝えるという意味で、そのまま「ですます」調でいくことにした。本にするにあたっては、一般読者に向けたものにするために、いくつか加筆・修正・削除はおこなったが、内容は基本的に講義と同じである。私なりの流儀ではあるが、生命倫理学の一つの眺望を示すことができているのではないかと思っている。

最後になったが、本書の出版を強く薦め、出版に骨を折っていただいた畠山泰英氏に感謝を捧げたい。

二〇一〇年五月　　垂水雄二

中島みち『「尊厳死」に尊厳はあるか』、岩波新書、2007
三井美奈『安楽死のできる国』、新潮新書、2003
福本博文『リビング・ウィルと尊厳死』、集英社新書、2002

13章

レイチェル・カーソン（青樹簗一訳）『沈黙の春』、新潮文庫、1974
明日香壽川『地球温暖化』、岩波ブックレット、2009
赤祖父俊一『正しく知る地球温暖化』、誠文堂新光社、2008
ピーター・シンガー編（戸田清訳）『動物の権利』、技術と人間、1987
ジェームズ・ラブロック（秋元勇巳監修・竹村健一訳）『ガイアの復讐』、中央公論社、2006
ローワン・ジェイコブセン（中里京子訳）『ハチはなぜ大量死したのか』、文藝春秋、2009

14章

世界の名著49『ベンサム/J・S・ミル』、中央公論社、1979
伊勢田哲治・樫則章編『生命倫理学と功利主義』、ナカニシヤ出版、2006
マーティン・コーエン（榑沼 範久訳）『倫理問題101問』、ちくま学芸文庫、2007
サイモン・シンほか（青木薫訳）『代替医療のトリック』、新潮社、2010
マーティン・ガードナー（市場泰男訳）『奇妙な論理（1・2）』、ハヤカワ文庫、2003
松永和紀『メディア・バイアス：あやしい健康情報とニセ科学』、光文社新書、2007
ロバート・アーリック（垂水雄二・阪本芳久訳）『怪しい科学の見抜きかた』、草思社、2007
リチャード・ドーキンス（日高敏隆ほか訳）『利己的な遺伝子』、紀伊國屋書店、1992
マーク・ブキャナン（阪本芳久訳）『人は原子、世界は物理法則で動く』、白揚社、2009

15章

長尾竜一・米本昌平編『メタ・バイオエシックス —— 生命科学と法哲学の対話』、日本評論社、1987
小松美彦・香川知晶編『メタバイオエシクッスの構築へ』、NTT出版、2010

8 章

アルマン・M・ルロワ（上野直人監修・築地誠子訳）『ヒトの変異』、みすず書房、2006

アリス・ウェクスラー（武藤乖離・額賀淑郎訳）『ウェクスラー家の選択』、新潮社、2003

佐伯洋子『ヒトゲノムの光と影』、裳華房、2001

ジョナサン・ワイナー（垂水雄二訳）『命の番人』、早川書房、2006

9 章

鵜飼保雄『植物改良への挑戦 —— メンデルの法則から遺伝子組換えまで』、培風館、2005

三瀬勝利『遺伝子組み換え食品の「リスク」』、NHK ブックス、2001

川口啓明・菊地昌子『遺伝子組換え食品』、文春新書、2001

10 章

H・E・シゲリスト（松藤元訳）『文明と病気（上・下）』、岩波新書、1973

ハンス・ジンサー（橋本雅一訳）『ねずみ・シラミ・文明』、みすず書房、1966

J・L・クラウズリー＝トンプソン（小西正泰訳）『歴史を変えた昆虫たち』、思索社、1982

畑中正一『殺人ウイルスの謎に迫る！』、サイエンス・アイ新書、2008

ローリー・ギャレット（山内一也監訳）『カミング・プレイグ（上・下）』、河出書房新社、2000

スーザン・ソンタグ（富山太佳夫訳）『隠喩としての病い —— エイズとその隠喩』、みすず書房、1982

11 章

原田正純『水俣病』、岩波新書、1972

宇井純『公害原論』、亜紀書房、1989

荒畑寒村『谷中村滅亡史』、岩波文庫、1999

リチャード・ローズ（桃井健司・網屋慎哉訳）『死の病原体プリオン』、草思社、1998

マクシム・シュワルツ『なぜ牛は狂ったのか』、紀伊國屋書店、2002

福岡伸一『プリオン説はほんとうか？』、講談社ブルーバックス、2005

中西準子『環境リスク学』、日本評論社、2004

12 章

フランシスコ・ベーコン（成田成寿訳）世界の名著 25『学問の発達』、中央公論社、1979

チャールズ・F・マッカーン（杉谷浩子訳）『医師はなぜ安楽死に手を貸すのか』、中央書院、2000

ヘルガ・クーゼ編（吉田純子訳）『尊厳死を選んだ人びと』、講談社、1996

パストゥール（山口清三郎訳）『自然発生説の検討』、岩波文庫、1970
ヘンリー・ハリス（長野敬・太田英彦訳）『物質から生命へ —— 自然発生説論争』、青土社、2003

4章

立花隆『脳死』『脳死再論』『脳死臨調批判』、いずれも中公文庫、1988、1991、1994
小松美彦『脳死・臓器移植の本当の話』、PHP 新書、2004
米本昌平『バイオポリティクス』、中公新書、2006
杉本健郎『子どもの脳死・移植』、クリエイツかもがわ、2003
中島みち『脳死と臓器移植法』、文春新書、2000

5章

S.J. グールド『人間の測りまちがい（上・下）』、河出文庫、2008
米本昌平ほか『優生学と人間社会』、講談社現代新書、2000
米本昌平『遺伝管理社会』、弘文堂、1989
森岡正博『無痛文明論』、トランスビュー、2003
デイヴィッド・プロッツ（酒井泰介訳）『ノーベル賞受賞者の精子バンク』、ハヤカワ文庫、2007
デイヴィッド・ホロビン（金沢泰子訳）『天才と分裂病の進化論』、新潮社、2002

6章

加藤尚武『子育ての倫理学』、丸善ライブラリー、2000
フランシス・フクヤマ（鈴木淑美訳）『人間の終わり』、ダイヤモンド社、2002
グレゴリー・ストック（垂水雄二訳）『それでもヒトは人体を改変する』、早川書房、2003
リー・シルヴァー（東江一紀ほか訳）『複製されるヒト』、翔泳社、1998
大野和基『代理出産 —— 生殖ビジネスと命の尊厳』、集英社新書、2009
サラ・ブラファディ・ハーディ（塩原道緒訳）『マザー・ネイチャー』、早川書房、2005

7章

渡辺政隆『DNA の謎に挑む』、朝日選書、1998
榊佳之『ヒトゲノム』、岩波新書、2001
マット・リドレー（中村桂子・斉藤隆央訳）『やわらかな遺伝子』、紀伊國屋書店、2004
E. シュレーディンガー（岡小天・鎮目恭夫訳）『生命とは何か』、岩波文庫、2008
J. ワトソン（江上不二夫・中村桂子訳）『二重らせん』、講談社文庫、1986
ショーン・E・キャロル（渡辺政隆・経塚淳子訳）『シマウマの縞蝶の模様』、光文社、2007
ジョナサン・ワイナー（垂水雄二訳）『時間・愛・記憶の遺伝子を求めて』、早川書房、2001

【参考文献】

この本は専門書ではなく、一般向けの入門書として書かれたものであるため、専門的な文献を掲げることはしなかった。一部の例外を除いて、ふつうの学生や社会人が一般的に読むことができるような、できるだけ最近に出版された、比較的廉価なものにかぎり、洋書についても翻訳のあるものだけを掲げた。

1章

S・G・ポスト編（生命倫理百科事典翻訳刊行委員会編）『生命倫理百科事典（全5巻）』丸善、2007
アルバート・T・ジョンセン（細見博志訳）『生命倫理学の誕生』、勁草書房、2009
村上喜良『基礎から学ぶ生命倫理学』、勁草書房、2008
青木矩彦『生命と倫理』、丸善、2004
加藤尚武『脳死・クローン・遺伝子治療』、PHP新書、1999
トーマス・シュランメ（村上喜良訳）『はじめての生命倫理』、勁草書房、2004
香川知晶『命は誰のものか』、デイスカヴァー携書、2009
米本昌平『バイオエシックス』、講談社現代新書、1985

2章

ジャレド・ダイアモンド（楡井浩一訳）『文明崩壊（上・下）』、草思社、2005
ジャレド・ダイアモンド（倉骨彰訳）『銃・病原菌・鉄（上・下）』、草思社、2000
クライブ・ポンティング（石弘之ほか訳）『緑の世界史（上・下）』、朝日選書、1994
リチャード・フォーティ（渡辺政隆訳）『生命40億年全史』、草思社、2003
リチャード・サウスウッド（垂水雄二訳）『生命進化の物語』、八坂書房、2007
ジョン・エリス（越智道雄訳）『機関銃の社会史』、平凡社ライブラリー、2008

3章

川喜田愛郎『近代医学の史的基盤（上・下）』、岩波書店、1977
中村禎里『生物学の歴史』、河出書房新社、1983
C.スミス（八杉竜一訳）『生命観の歴史（上・下）』、岩波書店、1981
森岡正博『生命観を問いなおす―エコロジーから脳死まで』、ちくま新書、1994
福岡伸一『生物と無生物のあいだ』、講談社現代新書、2007
福岡伸一『動的平衡』、木楽舎、2009
ド・ラ・メトリ（杉 捷夫訳）『人間機械論』、岩波文庫、1957
デカルト（谷川多佳子訳）『方法序説』、岩波文庫、1997
高木良臣『寿命論』、NHK出版、2009
C.ピント＝コレイア（佐藤恵子訳）『イヴの卵』、白揚社、2003

ヒポクラテスの誓い 12, 14, 219
病気観 55
病気腎 85
病気の遺伝子 135, 138, 142-147
病原菌 43, 44, 79, 152, 185, 186
ヒーラ細胞 71
品種改良 39, 160, 161, 168-171

【ふ】
風土病 44, 176, 177, 183
フェニルケトン尿症 137, 142-144, 149-153
不妊治療 93, 107, 117, 122
プラシーボ 66
プリオンタンパク質 205
フレーバーセイバー 163
付和雷同性 273
文化的生命倫理 20
分子遺伝学 62, 137, 138
分子生物学 16, 60, 65, 131

【へ】
ペイン・クリニック 231
ペスト 43, 177-179, 190
ペットの虐待 255
ベビー M 事件 119
ベビー・ジョン・ドゥー事件 224
ヘルシンキ宣言 15

【ほ】
捕鯨 252, 282, 283
ポストマ医師安楽死事件 226
ホスピス 230-232
保全生物学 246-248
母体保護法 97, 113
ポッター , ファン・レンセラー 4, 10, 18, 234
ホリスティック 52, 55

【ま】
マグロ資源の枯渇 290
間引き 112

【み】
水資源の枯渇 291, 292
ミツバチの大量死 46, 245
緑の革命 39, 169
水俣病 18, 195-197
民族差別 88

【む】
無差別殺戮 48
無性生殖 106, 120
無知のヴェール 263
無痛文明論 100

【め】
メタバイオエシクッス 3
メラミン汚染牛乳事件 203
メンデルの法則 126, 128

【も】
モラル 11
モラルハザード 260
森永砒素ミルク事件 202

【や】
薬害エイズ 200, 201, 211
薬害肝炎 200, 201, 211
野生動物 37-39, 184, 242, 282
山内事件 227

【ゆ】
優生思想 88-104
有性生殖 106, 120, 121, 136
優生保護法 97, 98, 113
輸血拒否 24

【よ】
羊水検査 151, 152
四日市ぜんそく 18, 195, 197
四大公害病 195, 197

【ら】
ライ病 98, 151, 177, 190
ラウンドアップ 164, 170
卵子論者 61

【り】
リケッチア 182, 186
リスク遺伝子 173
リスク評価 26-28, 154, 171, 189
利己主義 256, 261, 268, 269
利他主義 256, 269, 273, 274
リビング・ウイル 222, 225, 229, 230
リプロダクティヴ・ライト 117
流行病 25, 176-190
理論的生命倫理 20
臨床的倫理 20
倫理基準 257
倫理的ジレンマ 12

【れ】
霊魂 53-59, 63, 115
劣生学 88

【ろ】
ローレンツ , コンラート 254

【わ】
ワクチン 184, 186

生命観 47, 50-68, 74, 81, 115, 281
生命機械論 51
生命工学 132
西洋医学 12, 54, 55, 58
積極的安楽死 215, 216, 221, 222
積極的（ポジティヴ）優生学 89
染色体地図 128-130
染色体説 129
戦争 34, 47, 48, 56, 88, 89, 92, 182, 220, 255, 271, 281
セントラル・ドグマ 132

【そ】

臓器移植 3, 17-21, 25, 50, 59, 64, 70-86, 264, 265, 277, 278, 282
臓器産業 85
臓器提供 70, 78, 81-83, 230
臓器の死 70
臓器売買 25, 85, 277
ゾエ 53
尊厳死 19, 214-232, 265

【た】

ダイアモンド, ジャレド 31, 43
ダイアン・プリティ裁判 221
ダイオキシン 198, 203, 266
体外受精 12, 118, 119, 123, 152, 282
大気汚染 40, 192, 193, 197, 198, 280
代替医療 52, 268, 294
代理母 18, 19, 21, 118, 119, 122, 278
ダーウィン 36, 88, 106, 238
タスキギー事件 15
竹内基準 73
堕胎罪 113
ターミナル・ケア 230
単為生殖 120
単一遺伝子病 142
断種法 90, 91, 95, 97
男性優位主義者 60, 61

【ち】

チェルノブイリ原発事故 18
地下水 291, 292
地球温暖化 18, 25, 32, 41, 242, 248, 249, 266, 286, 289, 292
地表水 291, 292
チフス 43, 99, 177, 180, 182, 183, 186
着床前診断 19, 100, 152
中絶 18, 20-23, 97, 107, 110-117, 151, 153, 264, 265, 281
超高齢化社会 19
沈黙の春 17, 39, 243, 245

【て】

DNA 4, 16, 60, 61, 65, 126, 130-139, 144-156, 163, 164, 173, 181, 185
DNA 鑑定 4, 96
デザイナーベビー 90, 123
テーラーメード医療 149, 158
典型七公害 192
伝染病 39, 55, 56, 98, 176, 177, 181, 184, 187, 189, 204, 219

【と】

東海大学安楽死事件 228
道徳 10-14, 20-22, 78, 235, 254-258, 262, 265, 268, 272
動物虐待 237, 255
動物実験 16, 252
動物の権利 236, 250-252, 261, 282
ドーキンス, リチャード 269, 270
トータルペイン 230, 231
トリプトファン事件 165

【な】

ナチスドイツ 15, 88, 91, 92, 122, 215, 216, 220
ナンシー・クルーザン事件 224

【に】

肉骨粉 206-209
二重らせんモデル 13
ニュルンベルク綱領 15

【ね】

ネグレクト 115

【の】

農業 32, 36-40, 46, 162, 169, 170, 207, 243, 291
脳血流の停止 73
脳死 12, 17, 26, 50, 70-74, 77-86, 264, 265
脳死判定基準 17, 72, 73, 78, 83, 84
農薬 17, 39, 46, 169, 170, 172, 196, 227, 243-245
ノシーボ 66
ノーベル賞受賞者の精子バンク 90, 92

【は】

バイオ安全議定書 171
バイオエシックス 10, 20
バイオテクノロジー 20, 169, 170
バイオバンク計画 148
ハイブリッド・コーン 169
ハーバード基準 17, 78
反自発的安楽死 216
ハンセン病 98, 177, 190, 200
ハンチントン病 99, 137, 142, 150-153
パンデミック 177

【ひ】

BSE 検査 207, 210
ビオス 11, 53
引きこもり 43
非自発的安楽死 216
Bt コーン 164, 166
ヒトゲノム計画 16, 38, 65, 132-135, 142, 149, 155, 158
避妊 18, 107-112

公害病 18, 176, 192-212, 266
鉱害病 194
光化学スモッグ 198
鉱山病 192, 193
公衆衛生 15, 176-190, 280
行動の遺伝子 139
幸福の遺伝子 140
功利主義 26, 258-272, 282
高齢化社会 19
国際ヒトゲノムプロジェクト 134
個体としての死 70
雇用差別 154
ゴルトン, フランシス 88, 89, 95-98
コレラ 177, 181, 185-187

【さ】

細菌 16, 56, 60, 162, 171, 182, 185, 187
サイケヴィッチ事件 223
最大多数の最大幸福 26, 258, 261, 262, 266, 269
細胞の死 70
在来品種 161
里親 116, 117
サバイバル・ロッタリー 260
砂漠化 292
差別思想 88, 214
サリドマイド事件 18, 199
サンガー, マーガレット 111, 133
産業革命 37, 39, 40, 187, 192, 237
産業廃棄物公害 197
産児制限 19, 110, 111
酸性雨 18, 198

【し】

試験管ベビー 18, 118
資源の枯渇 32, 46, 108, 288-291
自己決定権 20, 24, 114, 264, 265, 276
自殺 24, 198, 217-221, 225-227
自殺幇助 217, 221, 225-227
死生観 50, 59, 78
自然観 64, 236-238
自然死法 222, 225, 229
自然の階梯 236
自然の権利 251
自然発生説 62, 63
自然保護 40, 241, 242
死体損壊罪 76
実験動物 144, 205
児童虐待予防修正法 224
死の判定 22, 70-72
自発的安楽死 216, 220, 226
死亡判定 17
社会進化論 89-91, 100, 237
終末期医療 230-232
種子戦争 168, 169
出生前診断 19, 152
自由意思 95, 217, 226, 227, 230, 264, 265, 283
囚人のジレンマ 269, 270
種痘法 181
ジュネーブ宣言 14
障害遺伝子 152
障害者差別 88
消極的安楽死 215, 216, 223, 226
消極的（ネガティヴ）優生学 89
食品中毒 202
植物状態 19, 57, 73, 114, 214, 216, 220-228, 264
植物特許 173
死を待つ人の家 232
進化論 36, 47, 88, 100, 237, 238, 267, 284, 285
進化論裁判 285
人工受精 16, 18, 118, 265
人工臓器 64, 74-76
人口抑制 19, 33, 112-115
人口論 36
人種 88-98, 100-102, 135, 137, 151, 259
人獣共通感染症 177, 187
人種差別 88, 91, 92, 98, 151
人身売買 278
心臓死 17, 71
人体実験 15
森林破壊 32, 40

【す】

水産資源の枯渇 290
水質汚染 292
スクリーニング 148-151
スクレイピー病 204, 205
スターリンク 164, 166
捨て子 107, 110, 115, 116
スノーボールアース 248
スモッグ 193, 194, 197, 198
スリーマイル島 18
スローウイルス 205

【せ】

生活習慣病 37, 142, 147
生気論 51, 52, 55-57, 66
性行動 106, 107, 139
性差別 88
聖書 41, 47, 59, 110, 178, 284, 285
生殖 18, 57, 101, 106-124, 136
生殖医療 3, 18, 120
生殖細胞 106, 143
精子論者 61
精神の座 57, 58
性染色体 102, 129, 136
製造者責任 18
生存権 114
生体腎移植 80
生態系 17, 38, 41, 46, 171, 238, 246-248, 285, 286
生物多様性 46, 246, 247, 288
生物濃縮 196, 238, 245
生命維持装置 26, 71, 73, 86, 221, 222

索　引

【あ】
iPS 細胞 25, 79, 122
赤ちゃんポスト 117
赤ん坊斡旋事件 116
足尾鉱毒事件 194
アシロマ会議 16, 133
アスベスト 193, 198, 266
アニマル・ライツ 250
アニミズム 56
アポトーシス 70
RNA 131, 132, 137, 163, 185
安楽死 3, 19-21, 86, 95, 214-230

【い】
ES 細胞 17, 18, 114, 121-123, 157, 282
遺棄死 218
育児放棄 115
異常プリオン 209, 210
移植ツアー 85, 277
イタイイタイ病 18, 195, 197
遺伝子 126, 129
遺伝子組み換え作物 (GMO) 16, 27, 160-173
遺伝子組み換え食品 10, 20, 160, 165, 167
遺伝子差別 154
遺伝子診断 100, 123, 148-154
遺伝子地図 128, 145
遺伝子特許 172, 173
遺伝子病 142-144, 176, 206
遺伝病 95, 98, 137, 142-145, 150-152, 157, 204-205
医療倫理 3, 11-15, 20, 52, 176, 221
インターフェロン 186
インフォームド・コンセント 15, 264, 265, 276
インフルエンザ 25, 39, 43, 44, 177, 183-190

【う】
ウイルス 16, 42, 45, 138, 152, 183-186, 205
ウイルス病 44, 45, 179, 184, 185
ウシ海綿状脳症 204
運動ニューロン病（MMD） 221

【え】
嬰児殺し 107, 110-116
エイズ 44, 109, 151, 177, 185, 180, 200, 201, 211, 217, 252
エコロジー思想 237
エネルギー 40, 41, 45, 60, 64, 198, 238, 248-250, 288-291
エピジェネティックス 62
エマージェント感染症 184, 190

【お】
オゾンホール 18
オーダーメード医療 149
温室効果ガス 249

【か】
ガイア仮説 286-288
海面上昇 32, 250
化石水 292
家族計画運動 111
カーソン , レイチェル 17, 39, 237, 243-245
家畜 38, 39, 46, 160, 241, 291
借り腹 119
カレン・クインラン事件 223
癌 67, 71, 133, 138, 142, 145-152, 156-158, 173, 190, 198, 200, 215, 217, 228, 231, 241, 245, 252
癌遺伝子 138, 145, 146
癌原遺伝子 146
環境汚染 10, 27, 28, 30, 31, 46, 108, 242, 243
環境保護 3, 241, 242
環境ホルモン 245
幹細胞 76, 77, 121, 157
患者の死ぬ権利法 226
感染症 112, 142, 176-190, 201, 205, 252
感染者差別 189, 190
癌抑制遺伝子 138, 145, 146, 156

【き】
キヴォーキアン事件 225
機械論 51, 52, 55-58, 63-67, 74
企業倫理 192-212
気候変動 32, 249
規制的・政策的生命倫理 20
キノホルム 200
規範倫理学 256
基本的人権 23, 117, 261, 264
義務論 256-259, 264
虐待 24, 83, 85, 115
狂牛病 24, 204-210, 267
行政の倫理的責任 192
京都議定書 18
キリスト教原理主義者 18, 284

【く】
クールー 204, 206
クロイツフェルト・ヤコブ病 204-210
グローバリズム 276-292
クローン出産 120-123
クローン羊 120, 122

【け】
経済格差 25, 31, 276, 277
結婚制限 90
血統保護法 96
ゲノム 4, 16, 65, 99, 102, 126-142, 145, 149, 155-158, 162, 172, 173, 286
ゲノム特許 158
原油流失事故 18

【こ】
公害 18, 28, 40, 192-212, 266

著者

垂水雄二（たるみ ゆうじ）

1942年、大阪生まれ。科学ジャーナリスト、翻訳家。京都大学大学院理学研究科博士課程修了。出版社勤務を経て、1999年よりフリージャーナリスト。著書に『やぶにらみ生物学』（ACORN、1985）『悩ましい翻訳語』（八坂書房、2009）、訳書に『利己的な遺伝子』（共訳、紀伊國屋書店、1991）『祖先の物語　上・下』（小学館、2006）『生命進化の物語』（八坂書房、2007）『神は妄想である』（早川書房、2007）『進化の存在証明』（早川書房、2009）など多数

生命倫理と環境倫理　—生物学からのアプローチ—

2010年 6月25日　初版第1刷発行

著　　者　　垂　水　雄　二

発 行 者　　八　坂　立　人

印刷・製本　シナノ書籍印刷（株）

発 行 所　（株）八　坂　書　房

〒101-0064　東京都千代田区猿楽町1-4-11

TEL.03-3293-7975　FAX.03-3293-7977

URL.：http://www.yasakashobo.co.jp

ISBN 978-4-89694-957-5